U0353691

陪 伴 女 性 终 身 成 长

免疫力

90%的疾病都能靠免疫力预防

[日] 藤田纮一郎 著

曹逸冰 译

江西科学技术出版社

2021年·南昌

目录

PART 1

提高免疫力，打造抗癌体质

PART 2

主宰免疫力的肠道环境机制

PART 3

养成能激活肠道细菌、提高免疫力的饮食习惯

PART 4
改变生活习惯，提高免疫力

预防癌症，从提高免疫力开始

　　2020 年 12 月，世界卫生组织下属的国际癌症研究机构（IARC）发布了《2020全球癌症报告》。报告数据显示，2020 年全球新发癌症 1930 万例，死亡约 1000万例。而 2 年前，这组数字还是 1810 万例和 955 万例，预计到 2040 年全球新发癌症例数将超过 2700 万例。

　　该报告显示，2020 年中国新发癌症约 457 万例，约占全球新发癌症病例的23.7%，死亡约 300 万例，均位居全球第一。也就是说，全球每 4 名新增癌症患者中，就有 1 名在中国，中国每天约有 1.25 万人确诊癌症，这意味着每分钟就有 8 个中国人被确诊癌症。

　　如今，癌症发病率居高不下，吸烟、酗酒、饮食不均衡及生活不规律的人为癌症多发群体。但其实我们每个人的体内都会存在一定的癌细胞，而免疫力的强弱决定了能否阻止癌症的发展。只要免疫力足够强，癌细胞就会被人体的免疫细胞消灭。那应该如何提高免疫力呢？

　　本书以问答的形式，讲解了提高免疫力对预防癌症的重要作用，还分析了肠道微生物、肠道环境，以及从饮食方法、生活习惯等方面介绍了提高免疫力的方法。这些方法在日常生活中就能轻松实践，让你逐渐增强自身免疫力，打造能够击退癌细胞的抗癌体质！

PART 1

提高免疫力，打造抗癌体质

预防大肠癌、乳腺癌、宫颈癌等癌症

日本国立癌症研究中心的 2020 年新发癌症病例预测数据显示，在已知的各种癌症中，大肠癌的新发病例数（男女合计）排名第一。

而据 2020 年国际癌症研究机构发布的《2020 全球癌症报告》显示，大肠癌在中国的高发癌症中位居第二。

除此之外，乳腺癌现已成为全球发病率最高的癌症，同时也是女性群体中致死率最高的癌症。宫颈癌也是严重威胁女性健康的一种疾病，其发病率位居全球发病率第七。近年来，中国的宫颈癌发病率持续走高，平均每年以 8.7% 的速度增长。

进食过快、酗酒、喜油炸等不良的饮食习惯，以及缺乏运动、长期熬夜等不良的生活习惯都是诱发癌症的危险因素。

我们应该如何有意识地通过调整饮食习惯和生活习惯来预防癌症呢？

本章将介绍提高免疫力的各种诀窍，帮助大家打造有助于预防癌症的强健体魄。

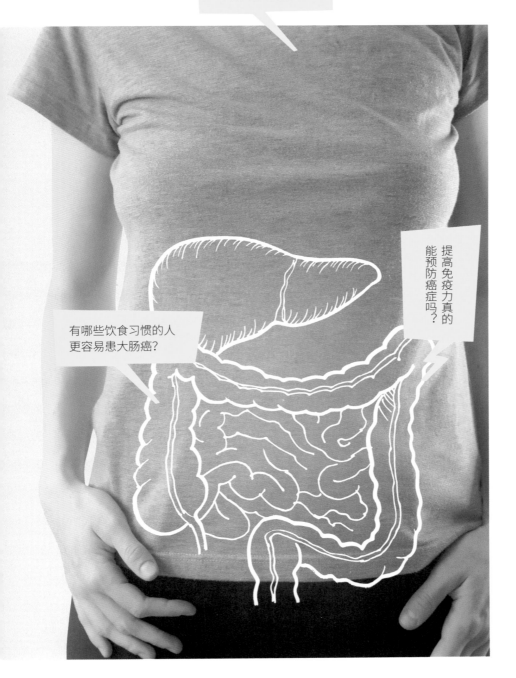

大肠癌患者真的每年都在增加吗？

 每 12 名日本男性中就有 1 人罹患大肠癌，其中老年男性发病率最高。

据统计数据显示，日本人的癌症发病率高达 50%，而且每 3 个人中就有 1 人死于癌症。大肠癌的发病人数更是持续上升。而据日本国立癌症研究中心发布的数据称，大肠癌在 2019 年超过胃癌，成为男性最容易得的癌症。对女性来说，乳腺癌、大肠癌和胃癌是女性最容易得的癌症。其中，乳腺癌发病人数呈逐年增长趋势。日本厚生劳动省①的《人口动态统计》（2017 年）也指出，男性和女性在一生中被诊断出患有大肠癌的比例分别是 8.3% 和 5.9%。

50~69 岁这一年龄阶段大肠癌的发病率开始升高，60~79 岁为大肠癌的高发年龄段。不过，大肠癌的恶化速度比较缓慢，如果能及早发现，彻底治愈的概率很大。大肠癌的主要症状包括排便出血、腹泻、便秘等。早期没有症状，但随着疾病的发展会出现各种症状，一般首次被发现时多为便血。而高热量、高脂肪的饮食方式被认为是大肠癌的主要病因。因为这样的饮食习惯会对肠道造成沉重负担，形成容易患癌的肠道环境。也有另一种说法，膳食纤维摄入量的减少也是大肠癌的成因之一。因此要预防大肠癌，通过饮食改善肠道环境是关键。

注：①日本厚生劳动省是日本负责医疗卫生和社会保障的主要政府部门。

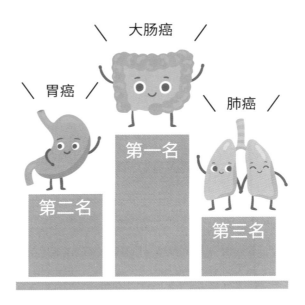

日本新发癌症病例数排名

胃癌　　大肠癌　　肺癌

第二名　　第一名　　第三名

日本男性新发癌症病例数预测（2020年）	
部位	新发病例数
所有部位	582,200
前列腺	95,600
胃	93,300
大肠	90,000
肺	86,800
肝	27,800

日本女性新发癌症病例数预测（2020年）	
部位	新发病例数
所有部位	429,900
乳腺	92,300
大肠	68,600
肺	43,100
胃	41,800
子宫	28,200

日本新发癌症病例数预测男女合计（2020年）	
部位	新发病例数
所有部位	1,012,000
大肠	158,500
胃	135,100
肺	130,000

出处：2020 年癌症统计预测（日本国立癌症研究中心）

日本癌症死亡病例数预测男女合计（2020年）	
部位	死亡病例数
所有部位	379,400
肺	75,600
大肠	54,000
胃	43,500

出处：2020 年癌症统计预测（日本国立癌症研究中心）

经常吃什么更容易患大肠癌？

 经常食用特别油腻、含有大量添加剂的食品不利于健康，更容易患大肠癌。

大肠癌的主要患病群体一般有以下几大特征：饮食不均衡、经常外出就餐、大量摄入加工食品。

加工食品大都高热量、高脂肪，膳食纤维含量低，而且还含有大量的食品添加剂。食品添加剂能杀灭各种细菌，有助于延长食物的保质期。但与此同时，有助于提高人体免疫力、对人体有益的细菌也会被一并杀灭，从而间接削弱了人体的免疫系统。

油炸食品也不利于身体健康。因为一般餐饮店在制作油炸食品时，往往会一次性倒入很多油，然后长时间反复使用同一锅油。过量摄入油炸食品是导致有害菌滋生，破坏肠道环境平衡的原因之一。

在家用油做菜时也要多加注意。一般来说，油开封后的保质期只有 2~3 个月。油一旦开封，就会逐渐开始氧化，时间长了，很容易滋生有害菌。而且还会生成一种叫"过氧化脂质"的物质，加快人体的衰老。市售的色拉油等产品价格便宜、不易氧化变质，而且可以在室温下长期保存，但我不建议大家选购这种油。因为这类产品在批量生产的过程中会产生反式脂肪酸。反式脂肪酸是一种油脂，人造黄油、起酥油、鲜奶油等产品中也含有这种物质。反式脂肪酸进入人体后会促进活性氧的生成，造成肠道环境失衡。自 2018 年起，美国已经全面禁用反式脂肪酸。

✕ 过量饮酒

小酌怡情，大饮伤身。肝细胞被酒精破坏后再生的次数越多，就越容易发生癌变。

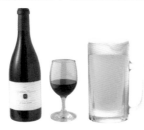

✕ 加工食品

快餐店等餐饮店的餐食中含有大量的食品添加剂。

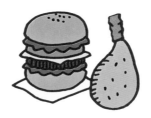

✕ 多肉多油

多肉少菜的饮食习惯导致人体无法摄入足够的膳食纤维。油炸食品中含有大量的油，也会促使体内有害菌增殖，使肠道环境恶化。

✕ 便利店的盒饭与方便食品

在超市、便利店等买到的方便食品与盒饭为了卖相更好看以及延长保质期，里面会加入大量防腐剂等食品添加剂。

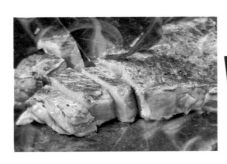

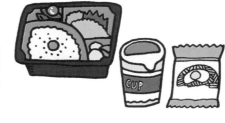

应酬的时候也要多加注意！

Q 吃什么能有效预防大肠癌？

 A 多吃有益于肠道细菌繁殖的食材，比如富含膳食纤维的蔬菜、水果与发酵食品。

预防大肠癌的关键在于多吃有益于肠道细菌繁殖的食物，改善肠道环境。要有意识地选择富含膳食纤维的食材，增加排便量，抑制癌细胞增殖。

富含植物性乳酸菌的发酵食品是肠道细菌的最爱。味噌、盐曲①、泡菜、腌菜等都是发酵食品，可以每天都吃一点。

说到乳酸菌，习惯每天早上喝酸奶的人肯定不在少数。但动物性乳酸菌只有一小部分可以活着到达肠道，大部分都会在胃酸的作用下死亡。不过乳酸菌的"死尸"也能喂养肠道细菌，对肠道有积极作用。

近年来，市面上出现了许多添加了双歧杆菌的酸奶，号称能将活菌送入肠道，颇受消费者欢迎。

秋葵、山药等黏性食材以及菌菇类都富含可溶性膳食纤维，能够让有益菌生长繁殖。多吃这些食材能有效增加排便量，让排便更通畅，从而及时排出肠道内的有害物质。

注：①盐曲是风行日本的天然发酵调味料，可取代盐，味道层次丰富但咸度较低，可减少对肾脏的负担。

有助于提高免疫力的10种食材

1 纳豆

富含纳豆菌和土壤细菌

纳豆是用纳豆菌发酵的大豆，而纳豆菌是有益菌的绝佳口粮。而且纳豆中还有一种叫"枯草杆菌"的土壤细菌。它是一种条件致病菌，可促进有益菌繁殖。

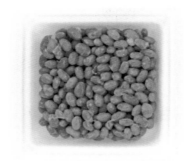

2 酸奶

富含双歧杆菌和其他肠道细菌偏爱的乳酸菌

酸奶中的乳酸菌可以喂饱有益菌，改善肠道环境。动物性乳酸菌大多无法活着抵达肠道，但死菌也能喂养肠道细菌。

3 味噌

植物性乳酸菌可以活着进入肠道

味噌中含有大量的植物性乳酸菌。在蒸熟的黄豆中加入盐和不同的种曲，发酵后便成了味噌。乳酸菌会在发酵过程不断增加，因此建议购买酿造时间超过6个月的产品。

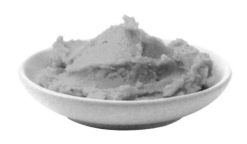

4 米曲、盐曲

营养丰富，促进有益菌繁殖，放入小菜、做成甜酒都很美味

米曲与盐曲中富含人体必需的氨基酸和其他营养物质，可促进有益菌繁殖。用米曲酿制的甜酒也有极高的营养价值。

5 菌菇

有助于增加有益菌，
且富含膳食纤维

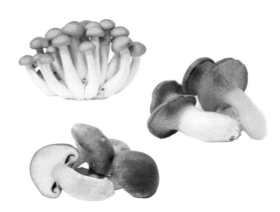

多吃菌菇有助于增加肠道内的有益菌。菌菇也属于"菌类"，其种类繁多，可以轻松做成各种小菜。菌菇中还含有能增强免疫力的成分"β-葡聚糖"，并含有大量的可溶性膳食纤维，有助于增加排便量，预防便秘。

6 蔬菜、水果

抗氧化,改善肠道环境

蔬菜和水果中的植化素（Phytochemical）与抗氧化酶具有抗氧化的功效，能去除活性氧，维持肠道菌群的平衡。

7 青背鱼

富含 EPA 与 DHA，
还有防癌功效

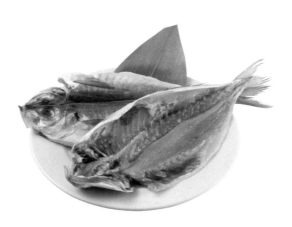

青背鱼中富含 EPA 与 DHA，能有效抑制溃疡性结肠炎，还能降低血液黏度，有一定的防癌功效。

8 黏性食材

可溶性膳食纤维可增加排便量，
降低血糖及胆固醇

秋葵、山药等黏性食材富含可溶性
膳食纤维，能降低胆固醇、血糖和
甘油三酯，更是有益菌的食粮。

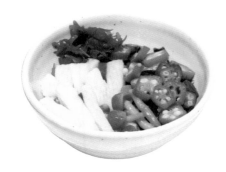

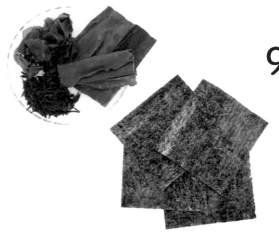

9 海藻

黏滑胶质可吸收肠道内的
有害物质，并将其排出体外

海藻中富含人体必需的矿物质
和可溶性膳食纤维。在肠道内
吸收水分后会形成黏滑的胶状
物质，然后吸附肠道内积聚的
有害物质和胆汁酸，将其排出
体外。

10 泡菜、腌菜

富含植物性乳酸菌，
有助于改善肠道环境

泡菜和腌菜中富含植物性乳酸
菌。而且发酵程度越高，乳酸
菌的数量就越多，因此建议大
家选择发酵程度较高的产品。
有些产品只是用调料调出了
"泡菜味"，发酵程度并不够，
而有些则发酵过度，钠含量过
高，请务必仔细挑选。

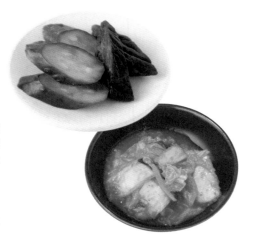

癌是如何形成的?

 癌细胞在致癌物质、病毒、老化等因素的作用下异常增殖,便成了癌。

人体约由 37 万亿个细胞组成,其中约有 2% 的细胞会在每天的新陈代谢和其他机体活动中更新。据说在这个过程中,人体每天都会产生 3000~5000 个癌细胞。每个细胞都承载着相当于 30 亿个文字的信息,而这些信息会在细胞分裂的过程中被不断复制。

然而,在致癌物质、病毒感染、年龄增长等"起始因子(initiator)"的作用下,细胞信息的复制可能会出错。一旦出错,基因就会受损,沉睡在 DNA 中的致癌基因就会被唤醒。

致癌基因一旦被唤醒,细胞就会在"促癌因子(promoter)"的作用下转化,转化后的细胞就会分裂成癌细胞。癌细胞异常增殖,便形成了我们常说的"癌"。

我们体内的 Th1 细胞就是为了不让癌细胞发展成"癌"而存在的免疫机制。它们时刻在监控着这类细胞,其中率先活化、负责攻击癌细胞的免疫细胞被称为自然杀伤细胞(natural killer cell,以下简称 NK 细胞)。它们会在体内巡逻,一旦发现癌细胞就会发动攻击,将其杀灭。如果 NK 细胞的活性够强,癌细胞就会被及时杀灭,不会发展成癌。反之,癌细胞便会增殖,形成癌。

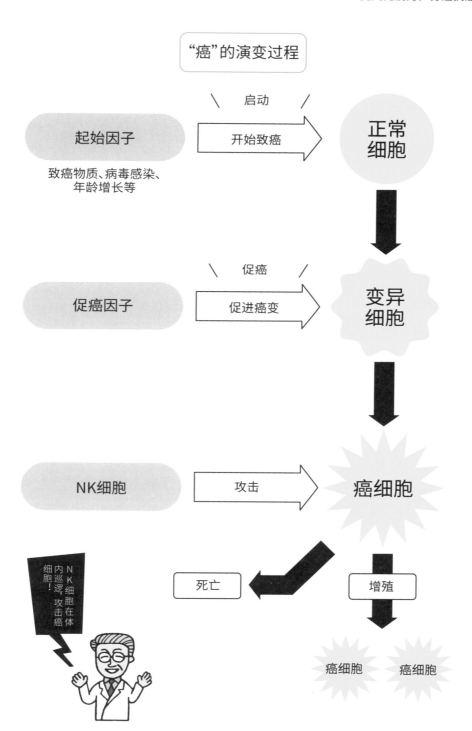

"癌"的演变过程

起始因子

致癌物质、病毒感染、年龄增长等

启动
开始致癌

正常细胞

促癌因子

促癌
促进癌变

变异细胞

NK细胞

攻击

癌细胞

死亡

增殖

癌细胞　　癌细胞

NK细胞在体内巡逻攻击癌细胞！

Q 大肠癌恶化会造成怎样的后果？

 浸润至肠壁外，发展到Ⅳ期时会扩散至其他器官。

大肠癌形成于肠道黏膜。大肠壁由内而外分为黏膜层、黏膜下层、固有肌层、浆膜层和浆膜下层。随着癌症的恶化，癌细胞会逐渐侵入肠壁深处。

"你的癌症属于Ⅰ期。""你的癌症还处于早期，发现得比较及时。"——在描述癌症的严重程度时，医生往往会这么描述。根据日本大肠癌研究会编撰的《大肠癌治疗指南 患者读本（2014版）》，大肠癌根据病情严重程度可分为0期（最轻）、Ⅰ期、Ⅱ期、Ⅲ期和Ⅳ期（最重）。

0期的定义是"肿瘤局限于黏膜层"。Ⅰ期则是"肿瘤局限于大肠壁（固有肌层）"。到Ⅱ期时，说明癌细胞已浸润至肠壁外。而发展到Ⅲ期时，代表癌细胞已经扩散至更靠外的淋巴结。等到Ⅳ期，癌细胞会离开原发部位，转移至远处的其他器官（远处转移），出现肺转移、肝转移、腹膜种植转移（零散转移至腹膜各处）等情况。

局限于黏膜层和黏膜下层的肿瘤统称为"早期癌症"。发展到比黏膜下层更深的部位时称"中期癌症"。"晚期癌症"则指几乎无法治疗，或使用常规疗法会耗尽患者体力，加快死亡的状态。

癌症（恶性肿瘤）分期

○ 0 期：肿瘤局限于黏膜
○ I 期：肿瘤局限于肠壁（固有肌层）
○ II 期：肿瘤浸润至肠壁（固有肌层）外
○ III 期：淋巴结转移
○ IV 期：向远处转移（肺转移、肝转移）、腹膜种植转移

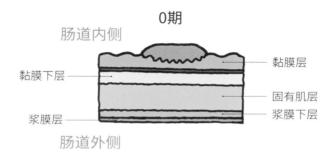

0期

肠道内侧

黏膜层
黏膜下层
固有肌层
浆膜层
浆膜下层

肠道外侧

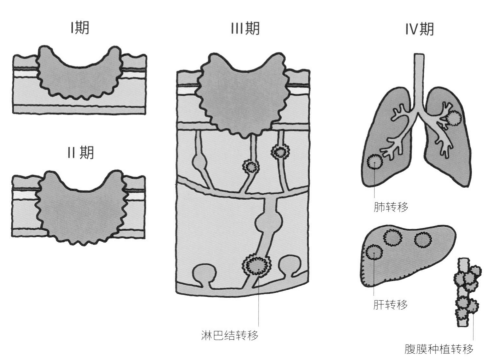

I期

II期

III期

淋巴结转移

IV期

肺转移

肝转移

腹膜种植转移

什么是免疫力？

 白细胞挑大梁，负责抵御入侵人体的病毒和细胞。

人体的免疫力大致可分为两种。

一种是"非特异性免疫"，它是人与生俱来的一种正常的生理防御功能。当体内有癌细胞生成时，这些免疫细胞就会迅速出动，冲上前线发动攻击。

P12 介绍过的 NK 细胞堪称最重要的先天性免疫细胞。它们在体内不断巡逻，一旦发现癌细胞便发动攻击，防止它们发展成癌症。据说人体内至少有 50 亿个 NK 细胞，多的人甚至有 1000 多亿个。

换句话说，NK 细胞的减少意味着患癌的风险上升。NK 细胞较多则不易患癌。而且 NK 细胞的活性很容易受到日常生活中的微小变化的影响。

只需想象快乐积极的画面，NK 细胞就会被立即激活。适度的运动也能增强它们的活性。而心情郁闷或经历不愉快的事情时，NK 细胞的活性就会下降。

另一种免疫是"特异性免疫"。水痘、麻疹、腮腺炎都是得过一次就不会再得的病，这是因为体内产生了相应的抗体。免疫系统会记住被细菌和病毒入侵的经历，防止人体再次被感染，这套机制就是"特异性免疫"。

非特异性免疫和特异性免疫是人体消灭癌细胞的双重堡垒。

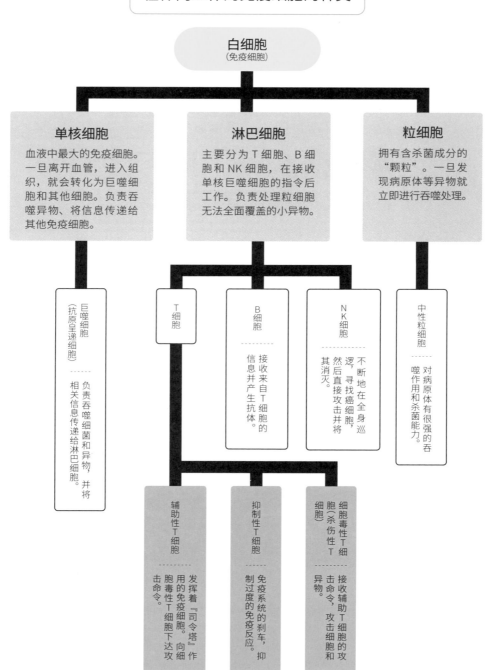

在体内工作的免疫细胞的种类

白细胞
（免疫细胞）

单核细胞

血液中最大的免疫细胞。一旦离开血管，进入组织，就会转化为巨噬细胞和其他细胞。负责吞噬异物、将信息传递给其他免疫细胞。

淋巴细胞

主要分为T细胞、B细胞和NK细胞，在接收单核巨噬细胞的指令后工作。负责处理粒细胞无法全面覆盖的小异物。

粒细胞

拥有含杀菌成分的"颗粒"。一旦发现病原体等异物就立即进行吞噬处理。

巨噬细胞
（抗原呈递细胞）

负责吞噬细菌和异物，并将相关信息传递给淋巴细胞。

T细胞

B细胞

接收来自T细胞的信息并产生抗体。

NK细胞

不断地在全身巡逻，寻找癌细胞，然后直接攻击并将其消灭。

中性粒细胞

对病原体有很强的吞噬作用和杀菌能力。

辅助性T细胞

发挥着"司令塔"作用的免疫细胞。向细胞毒性T细胞下达攻击命令。

抑制性T细胞

免疫系统的刹车，抑制过度的免疫反应。

细胞毒性T细胞（杀伤性T细胞）

接收辅助T细胞的攻击命令，攻击细胞和异物。

Q 增强免疫力能预防癌症吗？

A 增强免疫力能抑制致癌因子和促癌因子，减缓癌症的发展速度。

增强免疫力有助于抑制致癌因子和促癌因子。而致癌因子和促癌因子随癌症的种类而异。

例如，呼吸时进入呼吸道的物质（如烟草燃烧产生的烟）是肺癌的常见致癌因子。而大肠癌的形成往往是因为饮食问题。

食品添加剂摄入过量，膳食纤维摄入过少，用餐时间不规律，都会导致肠道环境恶化，使人更容易患上大肠癌。

因此改善肠道环境有助于防止癌细胞生成。

另外，大部分癌细胞会被免疫系统杀灭。在促癌物质促进癌变的阶段，可通过摄取 β - 胡萝卜素、维生素 E 等抗氧化物质加以抑制。

到了癌细胞不断增殖形成癌症的阶段，重点便从"预防"转移到了"增强免疫力"。这个阶段的关键在于多吃菌菇、卷心菜、大蒜等。增强免疫力有助于减缓癌症的发展速度。而大肠癌本就是一种发展缓慢的癌症，要好几年才会出现明显的症状，因此定期体检，早发现早治疗，及时调整饮食习惯和生活习惯都是行之有效的预防方法。

癌症的发展阶段 & 免疫力的作用

	癌细胞生成	促进癌变	形成癌症	早期癌症	晚期癌症
名称	启动	促癌	增殖		
因子	· 活性氧 · 化学物质 · 紫外线 · 饮食	· 病毒 · 脂肪 · 盐分			
状态	基因受损，细胞发生突然变异的状态。	癌细胞逐渐壮大的状态。癌细胞每 100 天分裂 1 次，数量翻倍，1 年后增加至原来的 8 倍左右。	癌细胞不仅会制造毛细血管来获取营养，还会通过淋巴管和血管转移。	肿瘤长到豆子一般大，体检时可查出。此时距离癌细胞生成已有数年至 30 余年。	长到直径 3 厘米以上的恶性肿瘤可能致命。
预防	避免烟、辐射、紫外线等致癌因子。服用抗氧化物质。	摄入过多的脂肪会增加胆汁酸，进而增加肠道内的有害菌。		定期体检，尽早发现。	全力抗癌。
免疫	大多数癌细胞都会在免疫系统的攻击下消失。	可借助 β- 胡萝卜素、维生素 E 等抗氧化物质抑制癌变。	多吃有助于增强免疫力的菌菇、卷心菜等食材。		

增强免疫力有助于减缓癌症的
发展速度

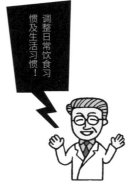

调整日常饮食习惯及生活习惯！

为什么饮食习惯会影响免疫力？

 70% 的免疫力来源于肠道，因此肠道
环境尤为关键！

　　人体周围存在着形形色色的病原体。我们甚至可以说，人体无时无刻不受到病原体的攻击。而免疫系统就是识别并攻击外来细菌和病毒，保护人体免于疾病的重要系统。而且还会攻击来自体内因突然变异而生成的癌细胞。

　　免疫系统有三大功能。第一，抵御感染，保护人体不受疾病侵害。第二，维护身体健康，说得再具体些就是预防癌症等生理疾病和抑郁症等心理疾病。提高免疫力能预防流感病毒等病原体感染人体。第三，减缓衰老。强大的免疫力能让我们迅速缓解疲劳，即便生病也能快速恢复健康状态，还能预防身体状态恶化。更能激活人体新陈代谢，防止细胞组织老化。

　　形成免疫力的免疫细胞多种多样，其中约 70% 集中于肠道，因此我们也可以说"免疫力的 70% 来源于肠道"。其余的 30% 来源于"心"，即自主神经系统。而肠道内的免疫细胞正是由肠道细菌激活的。因此提高免疫力的关键就是通过饮食来增加肠道细菌的种类与数量。

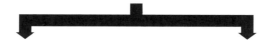

免疫系统的三大作用

1 抵御感染
防止流感等病毒和病原体感染人体。

2 维持健康
使人体对疲劳、疾病和其他压力有更强的抵抗力。

3 减缓衰老
加速新陈代谢，减缓功能衰退和细胞组织的老化。

拥有强大的免疫系统……
- 攻击并消灭每天在人体内出现的3000～5000个癌细胞。
- 肠道细菌向大脑输送快乐物质，能够预防抑郁症和其他心理疾病。

免疫系统一旦失衡……
- ✕ 易患过敏性疾病，如过敏性鼻炎、哮喘、花粉过敏症等。
- ✕ 易患自身免疫性疾病，即自己的免疫系统攻击自己的组织。

免疫力源自哪里？

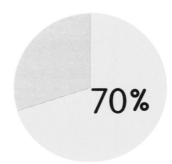

源自肠道

大多数免疫细胞集中于肠道黏膜，撑起了全身的免疫系统。多吃肠道细菌喜爱的食品，调节肠道环境，有助于提高免疫力。

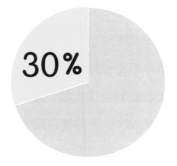

源自"心"（自主神经系统）

自主神经系统产生的激素会影响免疫系统的功能。保持积极的心态、良好的运动习惯以及规律的生活节奏有助于增强免疫力。

Q 如何提高免疫力？

A 最好的方法是激活肠道细菌，改善肠道环境。

提高免疫力的关键在于通过均衡的饮食维持肠道环境的平衡，同时保证作息规律、心情愉快，强化自主神经系统。而改善肠道环境的关键在于激活肠道细菌。肠道细菌能杀灭病原体，消化食物，合成维生素，还能将"快乐物质"——多巴胺和血清素的前体物质（生成该物质的前一阶段的物质）送至大脑。正因为肠道细菌有这样的作用，健康的肠道才能让我们更不容易生病，更加健康。

但是与 20 世纪 40 年代之前相比，日本人的肠道细菌数量明显下降了。要想了解肠道细菌的种类和数量，研究大便是最好的方法。日本姬路工业大学的辻庆介教授专攻膳食纤维方向，他的研究结果显示，日本人的排便量在 20 世纪后半叶里持续减少。我也开展过关于排便量的调查，发现 20 世纪 40 年代之前日本人的人均排便量约为每天 400g，现在却已下降到了 200g 左右。还有调查结果显示，每天排便 150g 左右的年轻人较多，部分有便秘烦恼的女性甚至每天的排便量只有 80g 左右。除了水分和废物，大便中还有肠道细菌的尸骸，因此排便量的下降也意味着肠道细菌的减少。综上所述，多吃富含膳食纤维的食物，增加肠道细菌的数量，是提高免疫力的好方法。

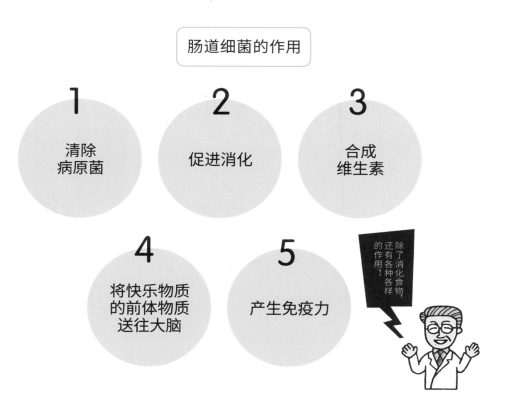

肠道细菌的作用

1 清除病原菌

2 促进消化

3 合成维生素

4 将快乐物质的前体物质送往大脑

5 产生免疫力

除了消化食物，还有各种各样的作用！

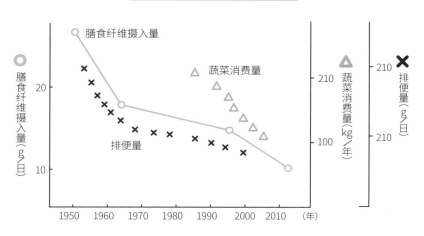

日本人饮食习惯的变化

膳食纤维摄入量

蔬菜消费量

膳食纤维摄入量（g/日）

蔬菜消费量（kg/年）

排便量（g/日）

排便量

出处：藤田纮一郎《心的免疫学》（2011）

Q 如何判断自身免疫力的
强弱？

A 对照"免疫力检查表"
确认自己的免疫力吧！

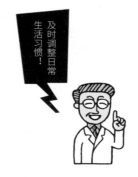

及时调整日常
生活习惯！

　　肠道和身体的其他部位一样，都会随着年龄的增长而老化，免疫力也会逐渐
下降。但无论年龄的大小，良好的饮食习惯与生活习惯能显著提高人体的免疫力。

　　只要将本书介绍的各种方法融入日常生活中，就能在不知不觉中提高免疫力。
不过在那之前，大家不妨先对照右页的"免疫力检查表"，回顾一下平时的习惯，
看看自己的免疫力强弱吧。

　　如果一个钩都没有，那就说明你的免疫系统很强大。

　　只要有一项打钩，就有必要调整饮食习惯和生活习惯。打钩的项目越多，免
疫力就越弱。如果打钩的项目超过 5 个，就要格外小心了。也许你的肠道环境已
经在逐渐恶化了，你却浑然不知，还以为自己挺健康的呢。

　　生活不规律，压力过大，也会削弱我们的免疫力。另外，太爱干净、频繁使
用抗菌杀菌产品反而会导致有益于人体的细菌也被杀灭。希望大家通过阅读本书
掌握提高免疫力的方法。

　　我们不光要了解自己的免疫力水平，还要定期体检排查癌症。尤其是大肠癌，
如果发现得早，治愈率会高达 95% 以上，建议 40 岁以上的人务必定期体检。

免疫力检查表

- ☐ 基础体温低于36℃。
- ☐ 长期作息不规律。
- ☐ 经常熬夜。
- ☐ 睡眠不足。
- ☐ 不爱出门，节假日基本不外出。
- ☐ 每周外出就餐的天数超过3天。
- ☐ 缺乏运动。
- ☐ 经常使用抗菌、杀菌产品。
- ☐ 有一点洁癖。
- ☐ 不擅长人际交往。
- ☐ 不爱笑。
- ☐ 容易感到压力。
- ☐ 总是纠结鸡毛蒜皮的小事。
- ☐ 只淋浴，洗澡时间短。
- ☐ 经常吃补品和药。
- ☐ 挑食。
- ☐ 减肥很难成功。

如果打钩的项目超过 5 个，说明你的免疫力正在变弱……
打钩的项目越多，免疫力越容易变弱，需要格外注意。

Q 如果得了癌症，可以选择哪些治疗方法？

A 可以借助免疫疗法与想象疗法抑制癌症。

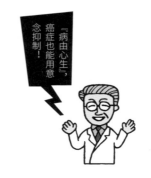

「病由心生」，癌症也能用意念抑制！

目前，针对癌症的免疫治法有很多种，有的侧重于增强免疫系统对癌细胞的攻击力，有的侧重于恢复被癌细胞制动的免疫力。比如"活化自体淋巴细胞疗法"，就是每次采集约 100ml 血液，提取其中的淋巴细胞，借助名为"白细胞介素 -2"的活性物质在试管中加以培养，以增加攻击癌细胞的活化淋巴细胞数量。

除此之外，还有一种旨在治疗癌症的想象疗法，名叫"西蒙顿疗法"，由美国的 K·西蒙顿博士发明。这种疗法利用了"想象愉快的事情可激活 NK 细胞"这一特性，搭配化疗、放疗等常规治疗方法使用。运动员经常在比赛前想象获胜的画面振奋自己，而同样的想象疗法也可用于癌症患者。例如，医生会这样引导患者："你的体内有癌细胞，但变大的 NK 细胞会把它们吃掉。你看，癌细胞越来越弱了对不对？"如此引导患者想象免疫细胞攻击癌细胞的画面，也许癌细胞真的会在不知不觉中消失不见。据说常规治疗和想象疗法同时使用可以相辅相成，事半功倍。

活化自体淋巴细胞疗法

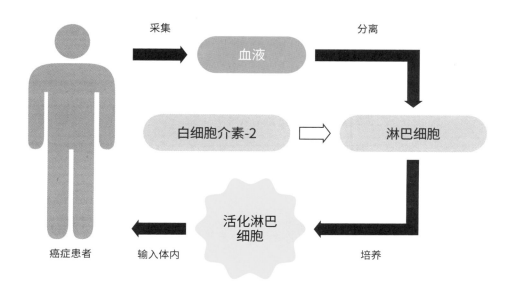

西蒙顿疗法

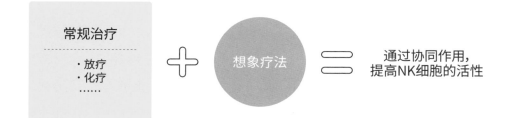

Q 癌症复发或癌细胞转移了怎么办？

A 即便癌症复发或癌细胞转移了，提高免疫力也有助于治疗。

治愈的癌症也有可能复发或转移。不过就算出现了这些情况，提高免疫力也能对后续的治疗起到一定的推进作用。

这个阶段的重点依然是"注意饮食"。要有意识地摄入富含膳食纤维以及肠道细菌喜欢的食物。

免疫力低下会导致癌细胞增殖，进而造成复发或转移。抗癌药物的确可以使肿瘤缩小，但单靠药物的力量是无法彻底清除癌细胞的，而且药物也会攻击正常细胞，产生严重的副作用。

哪怕通过手术切除了病灶，患者的体力也会显著下降，伤口处还会生成活性氧。如果癌细胞已经浸润到了周围的组织，就无法通过手术清除干净了。放疗能杀灭癌细胞，但也会破坏附近的正常细胞。被射线照到的细胞会生成活性氧，使邻近的细胞相继被氧化。这种现象被称为"辐射旁效应"，有可能催生出更多的癌细胞。

为了防止在治疗癌症的过程中免疫力下降，我们要有意识地多吃一些富含膳食纤维的食物和发酵食品，增强免疫力。

日本大肠癌生存率

（调查对象：2007~2009 年被诊断为大肠癌的患者）

分期	病例数（例）	5年相对生存率（%）
I	3,763	97.6
II	3,073	90.0
III	4.084	84.2
IV	2.968	20.2
所有病例 （含0期）	14,551	76.0

出处：日本全国癌症中心协议会生存率联合调查（2018 年 6 月统计）

癌症治疗方法

·放疗
·化疗

↓

免疫力低下

↓

癌细胞增殖

↓

复发或转移

恢复免疫力

多吃富含膳食纤维的食物与发酵食品，提高免疫力。

提高免疫力也有助于预防癌症复发与癌细胞转移！

Q 哪些常见食材有助于对抗癌症？

 A 研究表明，有助于对抗癌症的常见食材有菌菇、大蒜和绿茶。

研究表明，菌菇、大蒜和绿茶具有一定的抗癌作用。

菌菇中不仅富含膳食纤维，而且还含有大量的 β - 葡聚糖，有助于增强免疫力。β - 葡聚糖是一种非常有效的抗氧化剂，可以清除催生癌细胞的活性氧。菌菇堪称 β - 葡聚糖的集合体，多吃还能预防癌症。可以做成小菜食用，不论什么品种都可以，大家不妨选择常见好买的，比如香菇、杏鲍菇、蟹味菇、金针菇等。

至于大蒜，美国国家癌症研究所开展的流行病学研究显示，大蒜是非常有效的防癌食物之一，每天吃 4g 左右效果最好。

绿茶有抑制癌症和抗衰老的作用。很多学者发现，绿茶富含的儿茶素具有很强的抗氧化作用，还能抑制突变。不过为了保证均衡饮食，请大家千万不要因为某种食品能抗癌就拼命吃。

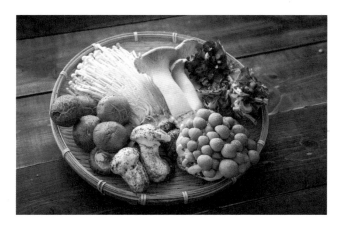

菌菇

富含抗氧化、可消除活性氧的 β- 葡聚糖。膳食纤维含量高，不仅能改善肠道环境，还能预防癌症。

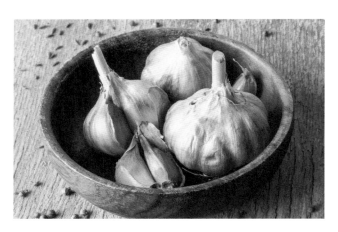

大蒜

最有效的抗癌食材，但也不是吃得越多效果就越好。最好结合各种烹调方法（磨泥、烤、煎等），每天摄入 4g 左右为宜。

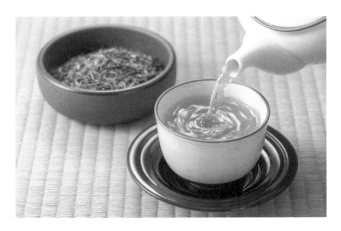

绿茶

绿茶中的儿茶素，具有很强的抗氧化作用，还能抑制细胞突变。搭配富含维生素 A 的黄绿色蔬菜能显著提升细胞对儿茶素的吸收效率。

Q 改善肠道环境对癌症以外的疾病也有预防效果吗？

 A 提高免疫力有助于预防流感、花粉过敏症等疾病。

　　站在肠道细菌的角度来看，人类是"宿主"，而肠道细菌是"寄生者"。要是宿主死了，寄生者肯定也活不下去。肠道细菌能否存活取决于宿主的健康，因此它们会做有益于宿主的事情。有些肠道疾病会影响大脑、心脏、关节等各个身体部位，肠道细菌称得上是人体抵御各种疾病的堡垒。

　　肠道环境恶化所能引起的最严重的疾病当然是大肠癌，但过敏、传染病和糖尿病也与肠道环境密切相关。据说现在每3个日本人中就有1人患有某种过敏性疾病。要知道，在20世纪40年代以前，过敏的人寥寥无几，患有花粉过敏症的人更是少之又少。然而现代人生活在过度清洁的环境中，连对身体有益的细菌都被消灭了，所以过敏的人才会越来越多。比如频繁使用抗菌除菌产品等，这些习惯也反过来增加了流感等传染病的患病风险。已成"国民病"的糖尿病其实也可以通过提高免疫力来预防。糖尿病是一种危险的疾病，可能引起各种并发症，但肠道中的拟杆菌门细菌可以改善糖尿病，对预防糖尿病也有一定的作用。

提高免疫力还能预防以下疾病

流感和其他传染病

流感疫苗的原理是：先预测今后可能会流行的病毒类型，然后选择类型与之相近的疫苗进行注射，使接种者体内产生抗体，预防感染。疫苗利用了T细胞的特征——T细胞能记住病原体的特征，再次发现时便会发动攻击。由此可见，免疫力在预防传染病的过程中发挥着关键作用。只是在流感等传染病暴发时，人们往往会频繁漱口，并用杀菌效果强劲的药皂反复洗手。致病菌就不用说了，皮肤表面的有益菌群也会被杀灭，这样反而会形成有利于病毒附着的环境。过度地进行抗菌消毒可能会殃及有益菌，因此一定要适度。

特应性皮炎

特应性皮炎起因于皮肤屏障功能受损。皮肤最外侧为表皮层（其中包括角质层），内侧为真皮层与皮下组织。角质层就是防止细菌等微生物和螨虫等过敏原进入皮肤的屏障。下方皮层有巨噬细胞监测入侵的微生物。角质层细胞由一种叫"神经酰胺"的物质黏合起来。一旦角质层出现缝隙，水分就会渗出，导致皮肤干燥。如果因过分追求干净而频繁洗手，导致神经酰胺流失，则会引发皮肤干燥，细菌等微生物和螨虫等过敏原就会进入皮肤，引起特应性皮炎等皮肤问题。道理和"过度清洁反而更容易患上传染病"一样。

糖尿病

当降低血糖水平的胰岛素分泌减少或无法发挥出应有的作用时，人体就会陷入高血糖状态，患上糖尿病。而肠道中的拟杆菌门细菌可以改善糖尿病。当这种细菌减少时，胰岛素的分泌量也会减少。多吃富含可溶性膳食纤维的食材有助于这种有益菌的增殖，从而预防和改善糖尿病。

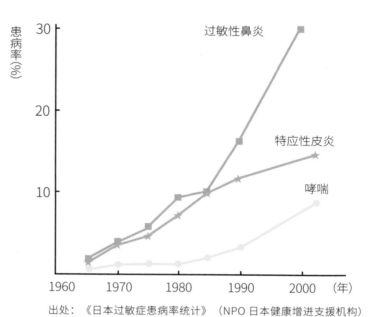

患病率(%)

30 — 过敏性鼻炎

20 — 特应性皮炎

哮喘

10 —

1960   1970   1980   1990   2000   （年）

出处：《日本过敏症患病率统计》（NPO 日本健康增进支援机构）

特应性皮炎、过敏性鼻炎（花粉过敏症）和哮喘的患病率呈上升趋势。这些疾病在 1960 年前并不常见，近年来发病率却呈上升趋势。研究结果显示，造成这种现象的主要原因是人们"太爱干净"，结果把对人体有益的细菌也一并杀灭了。

改善肠道环境有助于预防抑郁症吗？

维持肠道菌群的平衡可消除压力，预防抑郁症。

当大脑中的血清素水平过低时容易引发抑郁症。如果不通过日常饮食摄入色氨酸，人体就无法合成血清素。

但如果你的肠道菌群失衡，即便吃再多的色氨酸也没用，大脑中的血清素依然不会增加。

因为将血清素的前体物质送入大脑的正是肠道细菌。

肠道细菌还负责合成维生素 B_6、烟酸、叶酸等物质，而这些物质都和血清素的合成有关。

血清素本是肠道细菌用来传递信息的物质，而它也对细菌的宿主——人类产生了影响。人体内约有 10mg 血清素，其中 90% 存在于小肠黏膜上的"嗜铬细胞"中。在这里合成的血清素作用于肠道，参与消化蠕动。还有 8% 被血小板吸收，根据需要作用于血液。

存在于大脑的血清素不过 2% 而已，可只要少了一点点，就会引起抑郁症。

下表呈现了膳食纤维摄入量和抑郁症患者人数的变化趋势，可见膳食纤维摄入量在持续减少，而抑郁症患者人数却在持续增加。肠道细菌最爱膳食纤维，因此膳食纤维摄入量越高，肠道细菌就越多。通过摄入膳食纤维改善肠道菌群的平衡有助于预防抑郁症。

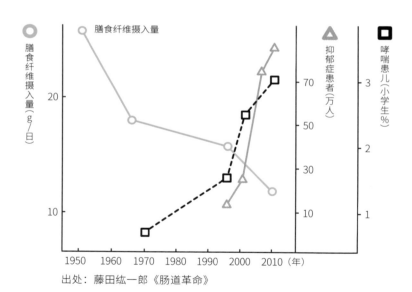

膳食纤维摄入量与抑郁症的关系

出处：藤田纮一郎《肠道革命》

有益菌数量随膳食纤维摄入量的下降而减少。多巴胺、血清素等"快乐激素"的分泌也相应减少，进而使抑郁症患者呈增长趋势。

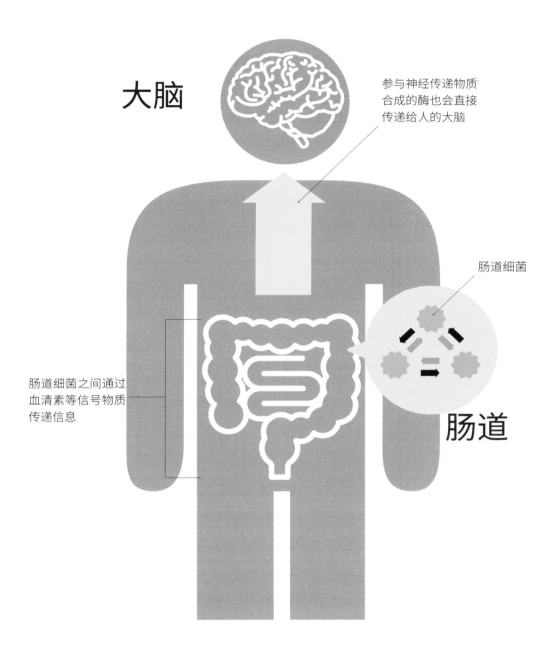

大脑

参与神经传递物质
合成的酶也会直接
传递给人的大脑

肠道细菌

肠道细菌之间通过
血清素等信号物质
传递信息

肠道

小结
提高免疫力是预防癌症的关键

- 癌细胞在致癌物质、病毒、老化等因素的作用下**异常增殖**，便成了癌。

- 进食过快、酗酒、喜油炸食品等**不良的饮食习惯**，以及缺乏运动、长期熬夜等**不良的生活习惯**都是诱发癌症的危险因素。

- 我们每个人的体内都存在一定的癌细胞，而免疫力的强弱决定了能否阻止癌症的发展。只要免疫力足够强，癌细胞就会被人体的免疫细胞消灭。

- 增强免疫力能抑制致癌因子和促癌因子，减缓癌症的发展速度。

- NK 细胞是人体最重要的先天性免疫细胞，它能杀死癌细胞。NK 细胞的减少意味着患癌的风险上升。NK 细胞较多则不易患癌。

- 保持快乐、适度运动能增强 NK 细胞的活力，从而预防癌症。

- 人体 70% 的免疫力来源于肠道，其余的 30% 来源于"心（自主神经系统）"。提高免疫力的关键在于通过均衡的饮食维持肠道环境的平衡，同时保证作息规律、心情愉快，强化自主神经系统。

- 有助于提高免疫力的食材：纳豆、酸奶、味噌、米曲、盐曲、菌菇、蔬菜、水果、青背鱼、黏性食材、海藻、泡菜和腌菜。

- 有助于对抗癌症的常见食材有菌菇、大蒜和绿茶。

- 免疫力可分为"非特异性免疫"和"特异性免疫"，这两者是人体消灭癌细胞的双重堡垒。

- 免疫系统的三大作用：1. 抵御感染；2. 维持健康；3. 减缓衰老。

- 改善肠道环境不仅能消除压力、预防癌症，还能预防流感、特应性皮炎、糖尿病，甚至抑郁症。

- 如果得了癌症，可以借助免疫疗法与想象疗法来抑制癌症的发展。

- 即便癌症复发或癌细胞转移了，提高免疫力也有助于治疗癌症。

- 在治疗癌症的过程中，可以多吃一些富含膳食纤维的食物和发酵食品，增强免疫力。

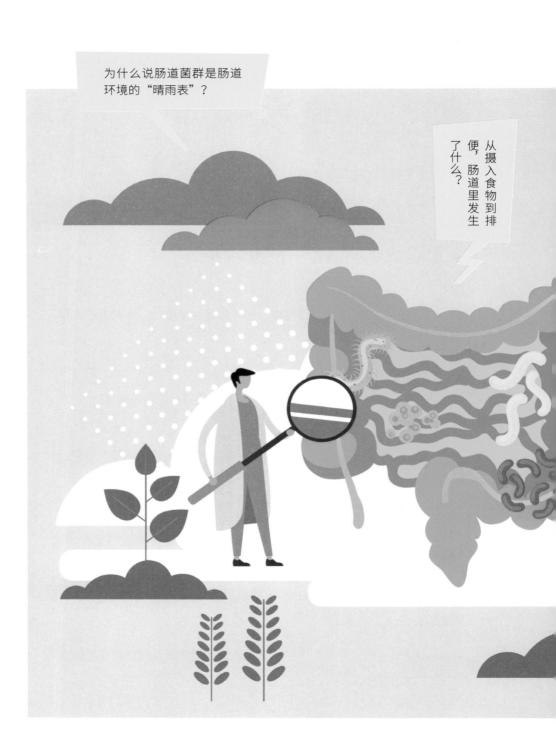

为什么说肠道菌群是肠道环境的"晴雨表"？

从摄入食物到排便，肠道里发生了什么？

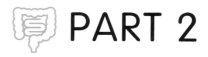

PART 2

主宰免疫力的肠道环境机制

提高免疫力离不开肠道细菌，不过肠道细菌究竟发挥着怎样的作用呢？

本章将结合最新研究成果，为大家介绍肠道细菌的种类及其作用。

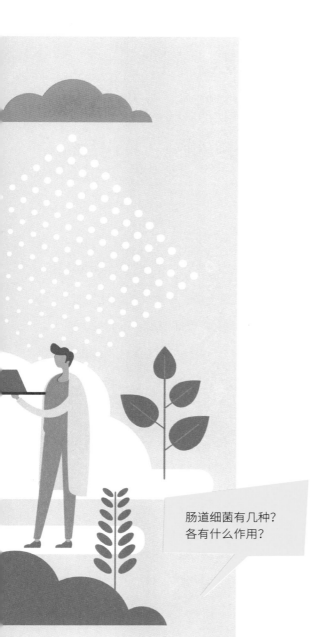

肠道细菌有几种？
各有什么作用？

Q 肠道结构是什么样的？

A 吃进胃里的食物被送往小肠，消化后的残渣被送往大肠。

消化道是一条贯穿人体的软管，从口腔直到肛门，全长近 10 米。它由口腔、咽、食道、胃、大肠、小肠和肛管等部分构成。而肠道是人体重要的消化器官，是消化管中最长的一段。肠道大致可分为大肠和小肠，每个部位都有不同的名称。

小肠全长 4~7 米，分为长约 20 厘米的十二指肠，以及下方的空肠和回肠。大肠长约 1.5 米，由盲肠、阑尾、结肠（升结肠、横结肠、降结肠、乙状结肠）、直肠和肛管组成。

肠道负责实时分辨外来的食物是否能被人体摄入。为了保护人体免受病原体的侵害，肠道需要强大的免疫力。小肠与大肠中都栖息着特定的肠道细菌。

近些年的研究结果显示，肠道是非常重要的人体器官，负责各种复杂的生物功能。水螅等腔肠动物比较原始，没有大脑，肠就相当于它们的大脑。

肠道堪称人体的"第二大脑"，分布在肠道的神经细胞之多仅次于大脑。大脑下达的指令会直接传送至肠道，而肠道的信息也会迅速被传送至大脑。这是其他器官所没有的特征，也从侧面证明了大脑的进化始于肠道。

肠道的结构

肠道大致可分为大肠和小肠。小肠包括
十二指肠、空肠和回肠。大肠由盲肠、阑尾、
结肠（升结肠、横结肠、降结肠、乙状结肠）、
直肠和肛管组成。

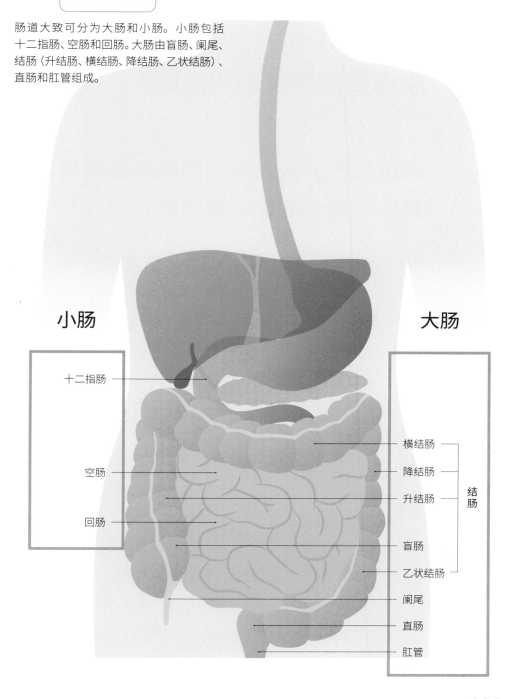

小肠

十二指肠

空肠

回肠

大肠

横结肠

降结肠

升结肠　结肠

盲肠

乙状结肠

阑尾

直肠

肛管

Q 肠道细菌是从哪里来的?

A 通过口腔进入人体，影响肠道环境，最后以粪便的形式排出体外。

　　人类并不是天生就有肠道细菌。母体子宫内的胎儿处于无菌状态。通过母亲的产道出生时，乳杆菌、双歧杆菌等有益菌以及大肠杆菌等有害菌会进入胎儿体内，就此定居肠道。这些肠道细菌会守护孩子的健康。换句话说，新生儿继承了母体的肠道细菌。

　　而且，有研究结果显示剖宫产的孩子因无法继承母体产道中的细菌，其免疫力会受到一定的影响。具体来说，剖宫产的孩子更容易患上特应性皮炎等疾病。

　　食物进入口腔后会先被牙齿嚼碎。嚼碎后的食物进入胃里，被胃液消化，接着进入十二指肠。十二指肠负责消化脂肪和其他在胃中不能溶解的物质。食物在十二指肠进一步被消化后，会被输送到小肠。小肠负责消化吸收营养成分，剩余的食物残渣会被输送到大肠，吸收水分，变成大便。在这个过程中，食物中的各种细菌会影响到寄居在肠道内的细菌。有些细菌（如双歧杆菌）可以活着到达肠道，有些则不行，但它们能为肠道细菌提供营养。之后，大便进入直肠，逐渐成形。此时肠道会向大脑发出信号，产生便意。最后，大便会通过肛门排出体外。正常大便的 80% 是水，其余 20% 是食物残渣、肠道细菌及其尸体和体内的废物。

胎内

母体子宫内的胎儿处
于无菌状态。

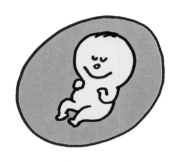

产道

通过母体的产道出生
时，母亲的细菌进入
胎儿体内。

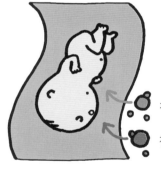

有益菌

有害菌

产后

从母亲体内继承的肠
道细菌会守护孩子的
健康。

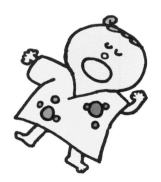

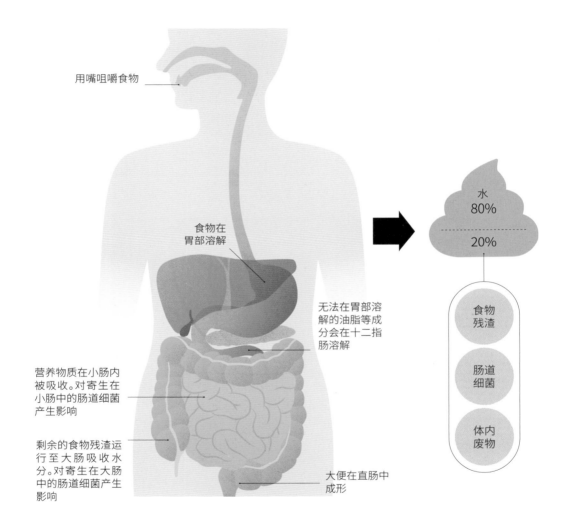

用嘴咀嚼食物

食物在胃部溶解

无法在胃部溶解的油脂等成分会在十二指肠溶解

营养物质在小肠内被吸收。对寄生在小肠中的肠道细菌产生影响

剩余的食物残渣运行至大肠吸收水分。对寄生在大肠中的肠道细菌产生影响

大便在直肠中成形

水 80%

20%

食物残渣

肠道细菌

体内废物

肠道也会老化吗？

肠道菌群决定"肠年龄"。
肠道环境不良会加速肠道衰老。

　　孩子会在出生时继承母亲的肠道细菌。此外，从出生到 3 岁的这段时间内，定居肠道的细菌也会成为肠道环境的组成部分。多种多样的肠道细菌的集合体排列整齐，仿佛苗圃中的花朵，因此肠道菌群在英语中被称为"Gut flora[①]"。

　　不过人体对细菌并非来者不拒。作为免疫系统的一部分，免疫球蛋白 A（以下简称 IgA 抗体）会负责甄别细菌。换句话说，免疫系统会选择最适合自己的菌群。在出生后的 18 个月内，各种细菌会进入肠道中，但只有通过 IgA 抗体的甄别并与之结合的细菌才可在肠道内定居。而这些肠道细菌将会一直影响我们的身心健康。

　　即使肠道菌群的组成结构已经确定下来，肠道接触新的细菌也有助于肠道菌群的壮大。不过肠道菌群的组成结构一旦确定，再有益的细菌也无法在体内定居。所有新来的细菌都会在几天内随大便排出体外，无论好坏。但在此期间，有益菌会显著激活原本定居在肠道内的同类细菌，并提升其繁殖力，增加肠道内有益菌的数量。肠道细菌的组成结构不会改变，不过细菌的数量会随着年龄的增长而发生波动。如果肠道菌群状况良好，肠道就能保持"年轻"。据统计数据显示，长寿地区的老人拥有更多的肠道有益菌，而有害菌则偏少。

注：① flora 是花神芙罗拉的名字，意为"植物群"。

状态好的肠道菌群

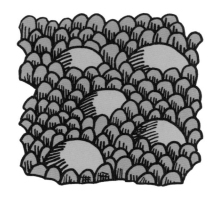

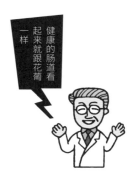

健康的肠道看起来就跟花椰菜一样

随着年龄增长而变化的肠道细菌

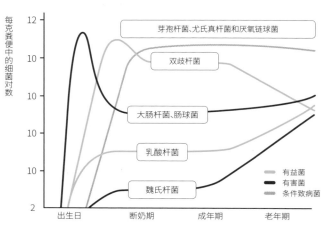

每克粪便中的细菌对数

芽孢杆菌、尤氏真杆菌和厌氧链球菌

双歧杆菌

大肠杆菌、肠球菌

乳酸杆菌

魏氏杆菌

有益菌
有害菌
条件致病菌

出生日　断奶期　成年期　老年期

出处：根据《日本科学技术》光冈知足等（1976）制表

日本长寿地区的老年人拥有更多的肠道有益菌

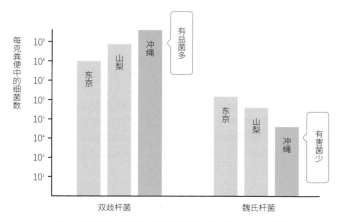

每克粪便中的细菌数

有益菌多

东京　山梨　冲绳

有害菌少

东京　山梨　冲绳

双歧杆菌　　　　魏氏杆菌

出处：根据辨野、光冈的《肠道菌群与成人病》（1985）制表

大便会随着肠道环境的变化而变化吗？

观察大便的状态，就能知道肠道菌群是否平衡。

　　大便由水、未被消化的食物残渣、肠道细菌及其尸体等物质组成。若想了解肠道环境的状态，最好的方法就是观察自己的大便。排便后不要马上冲掉，可以养成观察排便量、大便颜色的习惯，以便判断肠道菌群是否处于平衡状态，改善措施是否有成效。

　　只有多吃膳食纤维，才能排出又粗又长，形似香蕉的大便。表面光滑、质地柔软、能盘成团的大便也是肠道健康的标志。正常的大便整体呈棕黄色，没有特别明显的气味。

　　如果大便呈颗粒状或稀薄如腹泻，那就说明肠道不太健康。大便特别臭也是肠道环境不佳的表现，这说明食物残渣在肠道内高度腐败，形成了导致恶臭的物质。

　　理想的排便量是每天 200~300g。排便量偏少意味着膳食纤维的摄入量不足。

　　排便量减少的原因在于饮食习惯西化、摄入大量含有添加剂的食品、蔬菜摄入量减少和膳食纤维摄入量不足。20 世纪 40 年代前，日本人的人均排便量约为每天 400g，现在却只有 200g 左右。另外，理想的排便频率是每天或隔天一次，排便时间最好控制在 3 分钟以内。能在每天的固定时间排便就更好了。

理想的排便模式

◎ 每天一次或隔天一次
◎ 排便时间在3分钟以内
◎ 排便时间固定

你的大便属于哪种类型？
通过大便的状态了解肠道环境！

半膏状大便

表面光滑、质地柔软、能盘成团的大便是肠道健康的标志。

香蕉状大便

又粗又长，形似香蕉。说明膳食纤维摄入量足，肠道内有益菌较多。

细长型大便

又细又长的大便，说明肠道内有大量有害菌。喜欢高热量、高脂肪饮食的人容易出现这种情况。

颗粒状大便

呈颗粒状的大便说明肠道内有大量有害菌，水分和膳食纤维的摄入量不足。

水样大便

稀如腹泻的大便往往因暴饮暴食而引起。要多吃含膳食纤维的食物，调整饮食，增加肠道内的有益菌，并充分休息。

糊状大便

肠易激综合征患者容易出现这种情况。原因往往是压力过大，因此要有意识地舒压，并确保饮食均衡。

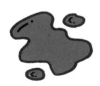

Q 肠道内有哪几类细菌？

A 大致可分为有益菌、有害菌和条件致病菌，肠道健康离不开三者的平衡。

　　肠道细菌形成的生态圈大致可分为三大类：有益菌、有害菌、条件致病菌。

　　有益菌能增强免疫力，而有害菌过度繁殖会引发生活习惯病，加速人体衰老。条件致病菌则介于两者之间。大多数肠道细菌属于条件致病菌。它们会视情况为有益菌或有害菌助阵。

　　理想的肠道细菌比例是2（有益菌）：1（有害菌）：7（条件致病菌）。

　　人们以为只要想办法增加有益菌的数量，身体就会更健康。但最近的研究表明，无论我们如何努力，有益菌的占比都不会超过20%。同理，有害菌的占比也不会超过20%。

　　因此肠道内的第一大势力——条件致病菌才格外重要。不过尽可能增加有益菌的确有助于改善肠道环境。因为条件致病菌会助阵占优势的一方。当有益菌占优势时，条件致病菌便会助力有益菌，发挥积极作用。而当有害菌占上风时，条件致病菌便会危害人体健康。

　　因此我们要多吃有助于有益菌生长繁殖的发酵食品和富含膳食纤维的蔬菜和

水果，保持生活规律，以便让有益菌在肠道中占据主导地位，这样才能让条件致病菌为人体健康服务。

理想的肠道细菌比例为 **2：1：7**

有益菌		有害菌		条件致病菌
	：	1	：	

有益菌

主要包括

双歧杆菌
乳酸杆菌和乳酸球菌
曲霉菌、酵母菌等

适宜有益菌增殖的条件

酸奶、纳豆等发酵食品
蔬菜和水果中的膳食纤维
作息规律

有害菌

主要包括

魏氏杆菌
葡萄球菌
大肠杆菌（毒株）等

适宜有害菌增殖的条件

蛋白质
脂肪
作息不规律
年龄增长、压力

条件致病菌

主要包括

拟杆菌门细菌
真杆菌
大肠杆菌（无毒株）
厌氧性链球菌等

助阵占优势的一方

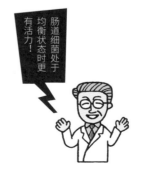

肠道细菌处于均衡状态时更有活力！

有害菌增多会造成什么后果？

肠道环境恶化，加速衰老并引发各种疾病。

肠道环境瞬息万变。若作息和饮食稍不规律，肠道菌群就会失衡，肠道环境则会迅速恶化。

当摄入大量肉类、汉堡包等快餐食品、超市与便利店出售的加工食品或膳食纤维含量低的食品时，肠道就会变成有害菌的温床，有害菌会在肠道内迅速增殖。

此外，长时间生活在高压之下、作息不规律等也是造成有害菌增加的原因。

有害菌一旦在肠道内占据主导地位，条件致病菌便会前来助阵，进一步加快有害菌的增殖。

大量增殖的有害菌会生成硫化氢、胺类等强毒性物质，使肠道环境恶化，影响消化吸收，使人体无法充分吸收营养物质，进而导致其他器官功能失常，加速衰老并引发各种疾病。

有害菌虽然会对人体造成不良影响，但这并不意味着人体完全不需要它们。有害菌也能保护人体，只有在数量过多的时候才会产生负面影响。比如大肠杆菌就有合成维生素、防止其他有害菌定居大肠的作用。因此，关键在于维持肠道菌群的平衡，不能让有害菌过度增殖。

有害菌增殖会引发各种疾病

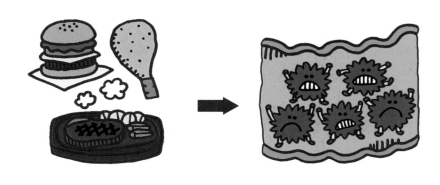

摄入过多有害菌喜欢的食品

含有大量食品添加剂、富含动物性脂肪的食品是有害菌的最爱。

有害菌增殖

有害菌占据主导地位，条件致病菌便会助阵，加速有害菌的繁殖。

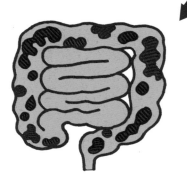

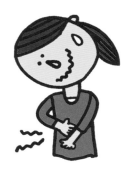

强毒性物质污染肠道

产生大量的强毒性物质，如硫化氢、胺类。

引发各种疾病

肠道环境变差，各种身体问题便会接踵而至。

Q 肠道细菌有哪些类型？

肠道内有大约1000万亿个细菌在工作！

据说人的肠道内约有 500 种细菌。其中有益菌主要包括双歧杆菌和乳酸菌。

"大便细菌培养"是一种传统的研究方法，可以帮助我们了解肠道内的情况。长久以来，科学家认为肠道内约有 500 种细菌，细菌总数多达 100 万亿个。但最近的研究结果显示，肠道内的细菌有 3 万多种，总数约为 1000 万亿个。

由于胃酸有强腐蚀性，定居在胃部的细菌较少，每克胃黏液中只有 100~1000 个细菌。而小肠上部的每克黏液中有约 1 万个细菌，小肠下部的每克黏液中有约 10 万 ~1000 万个细菌。大肠里的细菌就更多了，每克黏液中多达 100 亿个。

肠道中不仅有参与消化吸收的细胞，还有大量的神经细胞。分布在大脑以外的神经细胞约有一半位于肠道内。定居在小肠到大肠的细菌多种多样，包括拟杆菌、真杆菌、链球菌、双歧杆菌、大肠杆菌、乳酸菌、梭菌、魏氏杆菌等。据说肠道菌群的重量可达 1~2kg。

形成肠道菌群的细菌会对新进入人体的细菌不断发动攻击，通过菌群间的紧密配合激活免疫力。

形形色色的肠道细菌仿佛形成了一个生态圈。它们数量众多，各自发挥着复杂的作用。美国国立卫生研究院曾做出这样的评论："也许人体的各个身体部位都栖息着数以亿计的微生物，其数量可能堪比亚马孙热带雨林中的生物或撒哈拉沙漠中的沙子。"业界首屈一指的肠道细菌专家、东京大学名誉教授光冈知足也曾感叹："肠道里仿佛还长着另外一种器官。"

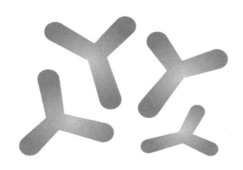

双歧杆菌

双歧杆菌广泛存在于人和动物的消化道、口腔等生境中，是人和动物肠道菌群的重要组成之一，占肠道有益菌的 99.9% 。除了生成乳酸，双歧杆菌还能生成有助于抑制炎症与过敏反应、促进免疫细胞增殖的乙酸。

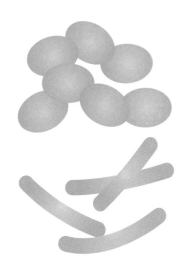

乳酸菌

乳酸菌是能利用可发酵碳水化合物产生大量乳酸的细菌的统称。广泛分布于自然界。主要栖息于小肠，占大肠有益菌的 0.1‰。乳酸菌不仅可以提高食品的营养价值，改善食品风味，并且还具有抑制食品中的有害菌生长、维护人体健康的功能。

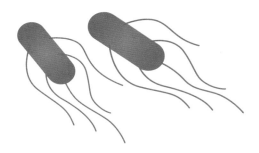

大肠杆菌

大肠杆菌是条件致病菌，在一定条件下可以引起人和多种动物发生胃肠道感染或尿道等多种局部组织器官感染。其中，以 O157：H7 为首的肠出血性大肠杆菌尤其可怕，人一旦感染便会出现严重腹泻，并伴有腹痛、便血等症状，病情严重者甚至会有生命危险。

Q 什么是"瘦子菌"和"胖子菌"？

 A "瘦子菌"有助于减肥，"胖子菌"会导致肥胖。

　　肠道微生物大致可分为 6 大门，分别是厚壁菌门、拟杆菌门、放线菌门、变形菌门、疣微菌门和梭杆菌门。

　　放线菌门为有益菌，变形菌门为有害菌，厚壁菌门和拟杆菌门属于条件致病菌。

　　最新的研究结果表明，厚壁菌门会使宿主（人类）发胖。因此人们称其为"胖子菌"。当肠道菌群失衡，胖子菌占据主导地位时，人体能从少量的食物中吸收大量的能量，而没被消耗掉的能量就会转化为脂肪储存在体内。于是本该排出体外的东西都以脂肪的形式留在了体内。

　　而拟杆菌门能降低导致肥胖的脂肪和碳水化合物的吸收率，因此被称为"瘦子菌"。瘦子菌会在消化膳食纤维的过程中生成一种叫"短链脂肪酸"的物质。短链脂肪酸能减少脂肪的堆积，加快人体的新陈代谢，在减肥的过程中发挥着关键作用。

　　因此，要想改善肠道环境，就必须让有益菌占上风，这样条件致病菌也会前来助阵，壮大其中的瘦子菌，让人体维持健康苗条的状态。

瘦子菌 （拟杆菌门）	胖子菌 （厚壁菌门）
这种细菌在消化膳食纤维的过程中生成可防止肥胖和糖尿病的短链脂肪酸，并激活 T 细胞，抑制炎症，从而增强免疫力。	当食物被分解后，这种细菌可将其中本该排出体外的物质吸收为营养。将未被完全消化的能量转化为脂肪。

膳食纤维摄入量多、
喜欢低热量饮食的人体内较多

膳食纤维摄入量少、
喜欢高热量饮食的人体内较多

肠道微生物的组成结构

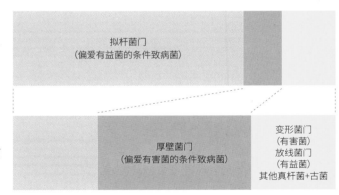

出处：《实验医学》Vol.32 No.5 2014

高脂肪、低纤维饮食者的肠道细菌中厚壁菌门要比拟杆菌门多。厚壁菌门能吸收人类无法分解吸收的营养物质，并将其用作营养来源，使人更容易发胖。

小结
关于肠道菌群，你了解多少？

- 肠道内约有 500 多种细菌。据说肠道菌群的重量可达 1~2kg。其中有益菌主要包括双歧杆菌和乳酸菌。

- 人类并不是天生就有肠道细菌。新生儿通过母亲的产道出生时，会继承母亲的肠道细菌。

- 肠道菌群决定"肠年龄"。如果肠道菌群状况良好，肠道就能保持"年轻"。肠道环境不良则会加速肠道衰老。

- 观察大便的状态，就能知道肠道菌群是否平衡。正常的大便整体呈棕黄色，没有特别明显的气味。形似香蕉的大便，表面光滑、质地柔软、能盘成团的大便都是肠道健康的标志。

- 人体理想的排便量是每天 200~300g。理想的排便模式是：每天一次或隔天一次；排便时间在 3 分钟以内；排便时间固定。

- 肠道内有有益菌、有害菌和条件致病菌，理想的肠道细菌比例是 2（有益菌）：1（有害菌）：7（条件致病菌）。肠道的健康在于三者的平衡。

- 有益菌能增强免疫力，而有害菌过度繁殖会引发生活习惯病，加速人体衰老。条件致病菌则介于两者之间。大多数肠道细菌属于条件致病菌。它们会视情况为有益菌或有害菌助阵。

- 多吃发酵食品和富含膳食纤维的蔬菜和水果，保持生活规律，就能促进肠道内有益菌的生长繁殖。

- 肠道微生物大致可分为 6 大门，分别是厚壁菌门、拟杆菌门、放线菌门、变形菌门、疣微菌门和梭杆菌门。放线菌门为有益菌，变形菌门为有害菌，厚壁菌门和拟杆菌门属于条件致病菌。

- "瘦子菌"有助于减肥，"胖子菌"会导致肥胖。要想维持健康苗条，就要摄入足够的膳食纤维，并保证低热量的饮食。

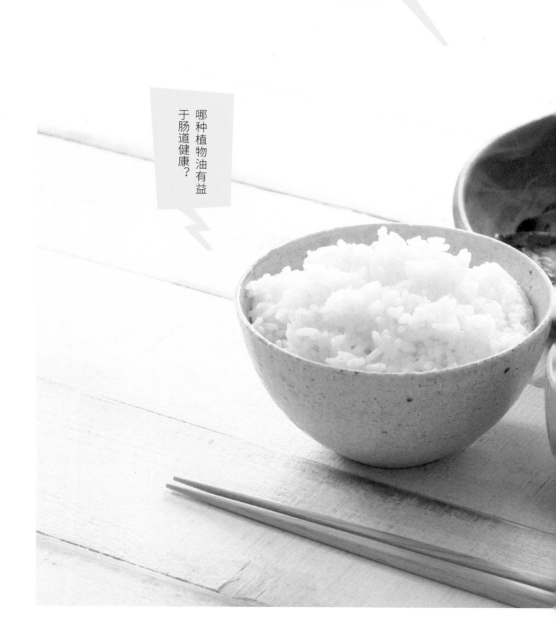

多吃低聚糖、发酵食品及富含膳食纤维的食品，增加乳酸菌的摄入！

哪种植物油有益于肠道健康？

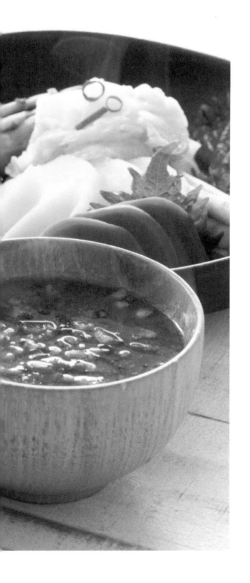

哪些食物会降低免疫力？

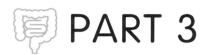 # PART 3

养成能激活
肠道细菌、
提高免疫力
的饮食习惯

如果你动不动就腹痛腹泻，或者最近经常便秘，那可能是因为外出就餐、暴饮暴食的频率过高，已经在不知不觉中形成了导致免疫力低下的饮食习惯。

不妨从现在开始，及时调整，实践提高免疫力的饮食诀窍！

Q ## 哪些食物会降低免疫力？

 A ## 尽量少吃含食品添加剂和反式脂肪酸的食物。

着色剂、甜味剂、防腐剂……这些词经常出现在食品标签上。其实它们都是食品添加剂，是在食品生产过程中为了保鲜、防霉、着色等目的而添加的物质。有了添加剂，不仅能延长食品保质期，还能大批量生产，降低生产成本。

不过，部分食品添加剂可能会削弱人体的免疫力。防腐剂和抗氧化剂的确能防止细菌和霉菌在食品中繁殖，进而延长保质期，但有助于增强免疫力的细菌也会一并被消灭。

另外，在外出就餐或食用加工食品时，也应格外小心反式脂肪酸。反式脂肪酸是一种存在于人造黄油、起酥油和鲜奶油中的脂肪，会在体内促进活性氧的产生，对大脑造成巨大的伤害。在常温环境下长期储藏而不易变质的廉价植物油中也含有反式脂肪酸，过量摄入会导致肠道菌群失衡。

大家需要对"氧化的油"高度警惕。油开封后的保质期一般为2~3个月。一旦过期，氧化的油便会沦为有害菌的温床，致使有害菌在体内过度增殖。虽然廉价植物油能在室温下长期储藏，但是为了健康着想，还是尽量不食用为好。

食品添加剂一览

市面上销售的许多食品中都含有食品添加剂，以延长保质期和杀菌。然而添加剂也会杀灭有助于提高免疫力的细菌，因此过量食用含有添加剂的食品也是导致肠道细菌减少的因素之一。

着色剂

焦油色素、二氧化钛、焦糖色素Ⅲ号、焦糖色素Ⅳ号等

防腐剂

山梨酸、山梨酸钾、苯甲酸等

防霉剂

OPP（邻苯基苯酚）、OPP-Na（邻苯基苯酚钠）等

甜味剂

糖精、纽甜、三氯蔗糖等

显色剂

亚硝酸钠等

漂白剂

过氧化氢、亚硫酸钠等

抗氧化剂

EDTA-2Na（乙二胺四乙酸二钠）等

反式脂肪酸

反式脂肪酸是对健康不利的不饱和脂肪酸。常见于廉价的植物油和咖啡奶精粉中。反式脂肪酸会在体内促进活性氧的产生，从而对大脑造成巨大的伤害。同时它也是造成肠道菌群失衡的主要因素。

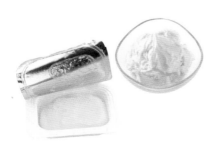

氧化的油

油开封后的保质期一般为2~3个月。一旦过期，氧化的油便会沦为有害菌的温床。不仅如此，油中的成分还会转化为脂质过氧化物，加速人体衰老，甚至致癌。

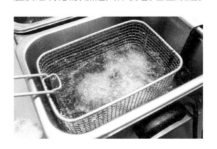

吃什么有助于提高免疫力？

 醋与可溶性膳食纤维中的短链脂肪酸可有效改善肠道环境，提高免疫力。

世上并没有万能的保健食品，只要每天吃就能永葆健康。但确实有一种成分能促进身体健康，还有减肥的功效。那就是短链脂肪酸。

短链脂肪酸是乙酸、丁酸、丙酸等有机脂肪酸的统称，是肠道细菌分解发酵膳食纤维后产生的物质。若想摄入短链脂肪酸，最简便易行的方法就是一并摄入膳食纤维和醋。因为醋中的乙酸本就是一种短链脂肪酸，有助于增加体内的短链脂肪酸生成量。

"醋腌卷心菜"是补充短链脂肪酸的绝妙吃法。卷心菜不仅富含膳食纤维，其特有的维生素 U 还能保护胃肠道黏膜，促进黏膜组织再生。

只需 4 片卷心菜叶就能为人体提供一天所需的维生素 C。维生素 C 也有激活免疫细胞的作用。

摄入短链脂肪酸有助于肠道细菌增殖，并激活肠道菌群。还能抑制体内炎症，促进人体分泌一种名为"肠降血糖素"的激素，从而改善糖尿病。

短链脂肪酸的其他作用

○ 可强化肠道屏障功能,预防食物中毒、过敏、动脉硬化、癌症等疾病。

○ 在生成短链脂肪酸的过程中,肠道细菌会产生氢,防止细胞氧化。

○ 促进人体分泌一种名为"肠降血糖素"的激素,从而改善糖尿病。

○ 可促进新陈代谢,预防肥胖。

○ 可促进"快乐激素"——血清素的分泌。

○ 成为肠道蠕动的能量源。

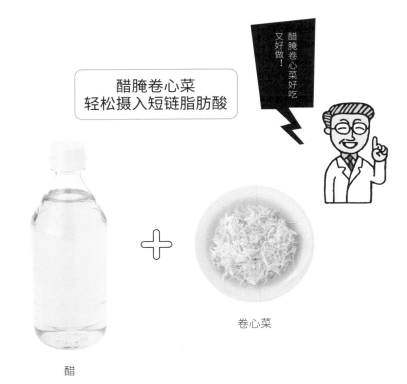

醋腌卷心菜好吃
又好做!

醋腌卷心菜
轻松摄入短链脂肪酸

卷心菜

醋

醋中的乙酸和卷心菜中富含的膳食纤维是摄入短链脂肪酸的绝佳组合。将卷心菜切成丝,撒入盐搅拌后用醋腌制即可。这道小菜可以调节肠道环境,而且卷心菜特有的维生素U可以保护并修复受损的胃肠道黏膜。

Q 发酵食品真的有益于肠道吗？

A 发酵食品能激活有益菌，均衡肠道菌群。

    肠道菌群的茁壮成长离不开肠道细菌的平衡。要想激活肠道内的有益菌，就得多吃发酵食品。因为发酵食品能将肠道打造成最适合有益菌的环境，让它们充满活力，同时也会削弱有害菌的势力。

    世界各地的发酵食品形形色色，但最符合亚洲人体质的终究是我们从小吃到大的传统发酵食品。比如腌菜、豆腐乳和纳豆等。泡菜也是大家比较熟悉的发酵食品，对身体也有好处。

    肠道细菌有一部分来自父母，还有一部分来自我们小时候吃过的食物和接触过的人。被许多大人抱过、接触过的孩子体内往往有很多种类的肠道细菌。

    自己动手做一些泡菜和腌菜，全家一起享用也是个不错的办法。

    大家常说"每家的腌菜都有不同的味道"，这是因为定居在每个家庭的肠道细菌各不相同。肠道细菌会从做腌菜的人身上转移到腌菜中，形成这个家独有的味道。哪怕使用完全相同的食材，也腌不出味道完全相同的腌菜。

能激活有益菌活性的发酵食品

POINT

以下都是比较常见的发酵食品。
要选择不含着色剂、防腐剂等
添加剂的产品。

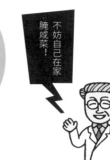

不妨自己在家腌咸菜！

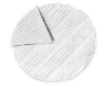

奶酪

纳豆

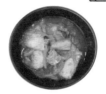

泡菜

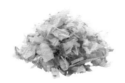

木鱼花

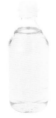

醋

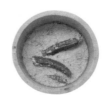

米糠腌菜

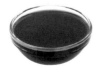

酱油

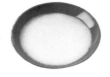

甜米酒

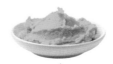

味噌

Q 乳酸菌食品真的能提高免疫力吗？

A 乳酸菌也不能随便乱吃，要找到适合自己的。

乳酸菌是一种肠道有益菌。其细胞壁中有强大的免疫增强因子，能激发免疫细胞的活性，提高免疫力。

不仅如此，乳酸菌还能促进人体吸收矿物质，对维生素和激素的合成起到推进作用。

由此可见，乳酸菌在维护人体身心健康方面起着非常重要的作用。换句话说，若能调整饮食习惯，创造一个乳酸菌更容易"大展拳脚"的肠道环境，人体的免疫力就会增强。

即使不能活着到达肠道，也能成为肠道细菌的食物，增加有益菌的数量！

近年来，食品厂商也将视线投向了乳酸菌，推出了各种添加了乳酸菌的产品。酸奶就不用说了，还出现了乳酸菌巧克力、乳酸菌片和乳酸菌饮料等。虽说补充乳酸菌的难度变低了，但盲目乱吃也不一定能对肠胃产生积极影响。

肠道菌群由出生到18个月内定居在人体肠道内的细菌及其同类组成。而

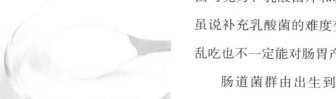

乳酸菌其实是一种统称，其品种多种多样。如果摄入的乳酸菌和肠道内的"原住民"合不来，再好的乳酸菌也没法发挥出应有的效果。

　　而且有些加工食品中含有破坏肠道环境的添加剂，多吃反而对身体有害，需要格外小心。

适合自己的乳酸菌到底有什么功效？

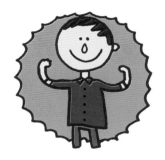

不易生病和过敏

肠道菌群处于平衡状态时能够有效消除病原菌，提高免疫力，人就不易生病和过敏。

防止细胞老化

当有益菌占优势时，人体新陈代谢更快，有助于防止细胞老化，还有美肤的功效。

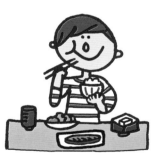

防止食物中毒

许多肠道细菌对人体的免疫反应具有调节作用，还有解毒功效，能帮助人体消灭有害物质，预防食物中毒。

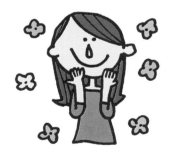

增加快乐物质

乳酸菌能促使肠道细菌将"快乐物质"（多巴胺、血清素等大脑递质）的前体物质输送至大脑。

多吃富含膳食纤维的食品对身体有好处吗？

关键在于均衡摄入"可溶性膳食纤维"和"不可溶性膳食纤维"。

蔬菜、谷物、豆类、菌菇类、海藻类等食材中都含有丰富的膳食纤维，但膳食纤维也不能随意摄入。膳食纤维大致可分为两种，分别是"可溶性膳食纤维"和"不可溶性膳食纤维"。两种膳食纤维需要均衡摄入。

可溶性膳食纤维是有益菌的最爱，能够防止餐后血糖飙升，预防糖尿病和动脉硬化，抑制人体对胆固醇的吸收。此外，它还能防止暴饮暴食，因为它在肠胃中的运行速度比较缓慢。

而不可溶性膳食纤维可以裹住堆积在肠道内的废物，促进排泄。因此，当不可溶性膳食纤维摄入量不足时，肠道内的有害菌就会大量繁殖，造成有益菌减少，进而引发大肠癌等疾病。

两种膳食纤维都发挥着重要作用，我们必须均衡摄入，而不是只摄入其中一种。理想的摄入比例是1（可溶性膳食纤维）：2（不可溶性膳食纤维）。牛蒡、糙米、纳豆、香蕉等，是帮助我们均衡摄入两种膳食纤维的双效食材。

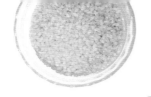

常见食材的膳食纤维含量①

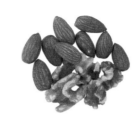

		总量	可溶性	不溶性
谷物类	全麦面粉	11.2	1.5	9.7
	大麦(压片)	9.6	6	3.6
	燕麦	9.4	3.2	6.2
	糙米(煮前)	3	0.7	2.3
	精白米(煮前)	0.5	微量	0.5
薯类	红薯(蒸后)	3.8	1	2.8
	魔芋	3	微量	3
	野山药	2	0.6	1.4
豆类	黄豆粉	16.9	1.9	15
	四季豆(煮后)	13.3	1.5	11.8
	红豆(煮后)	11.8	0.8	11
	鹰嘴豆(煮后)	11.6	0.5	11.1
	豆腐渣(新制法)	11.5	0.4	11.1
	大豆(煮后)	7	0.9	6.1
	纳豆	6.7	2.3	4.4
坚果、种子类	芝麻(干)	10.8	1.6	9.2
	杏仁(干)	10.4	0.8	9.6
海藻类	琼胶	74.1	-	-
	羊栖菜(干)	43.4	-	-
	烤海苔	36	-	-
	裙带菜	35.6	-	-

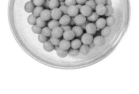

※ 每 100g 可食用部分膳食纤维的含量（g）
出处：日本食品标准成分表 2015 年版（日本文部科学省）

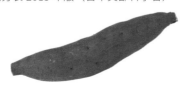

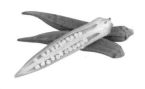

常见食材的膳食纤维含量②

		总量	可溶性	不溶性
蔬菜类	干辣椒	46.4	5.4	41
	葫芦条	30.1	6.8	23.3
	萝卜干	20.7	3.6	17.1
	香葱	11.4	9.1	2.3
	艾蒿(生)	7.8	0.9	6.9
	紫苏叶(生)	7.3	0.8	6.5
	牛蒡(生)	5.7	2.3	3.4
	王菜(生)	5.9	1.3	4.6
	大蒜(生)	5.7	3.7	2
	明日叶(生)	5.6	1.5	4.1
	抱子甘蓝(生)	5.5	1.4	4.1
	秋葵(生)	5	1.4	3.6
	毛豆(煮后)	4.6	0.5	4.1
果实类	柿子干	14	1.3	12.7
	西梅干	7.2	3.4	3.8
	牛油果	5.3	1.7	3.6
	香蕉	1.1	0.1	1
菌菇类	干木耳	57.4	0	57.4
	干香菇	41	3	38
	杏鲍菇	4.3	0.3	4
	金针菇	3.9	0.4	3.5

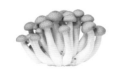

※ 每 100g 可食用部分膳食纤维的含量（g）
出处：日本食品标准成分表 2015 年版（日本文部科学省）

低聚糖真的有益于肠道吗？

 低聚糖能为双歧杆菌提供营养，进而维持肠道菌群的平衡。

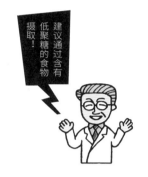

近年来，商家推出了各种添加了低聚糖的食品，比如低聚糖酸奶，想必很多读者都听说过。低聚糖是以糖苷键结合的若干个单糖分子，难以被胃和小肠消化吸收，更容易到达大肠。它不以糖的形式被人体吸收，所以摄入后不会造成血糖升高。而且它还是最具代表性的有益菌双歧杆菌的营养来源。双歧杆菌的增加有助于维持肠道环境的平衡，因此要想增加肠道内的有益菌，多吃含有低聚糖的食品是个不错的方法。

富含低聚糖的食品有大豆、洋葱、牛蒡、大蒜、香蕉、玉米、蜂蜜等。我强烈建议大家多吃香蕉，因为香蕉中不仅含有低聚糖，还富含膳食纤维等各种营养成分。

低聚糖的确有益于人体，但我并不建议大家吃人工合成的颗粒或糖浆状的低聚糖甜味剂，因为这些产品含有大量的食品添加剂。还是尽量通过食物摄入低聚糖吧。

富含低聚糖、有助于调节肠道菌群的食材

大豆低聚糖

大豆中含有大豆低聚糖，另外豆腐、豆浆、纳豆等豆制品中也含有。少量摄入就能帮助增加双歧杆菌。

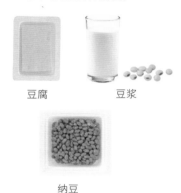

豆腐　　　　　豆浆

纳豆

果寡糖

牛蒡、芦笋和香蕉等食物中含有果寡糖。常被用作不易被消化酶分解的低热量甜味剂。

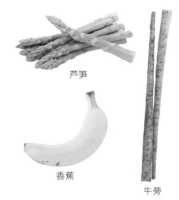

芦笋

香蕉

牛蒡

异麦芽糖寡糖

存在于酱油、味噌、蜂蜜中。可促进双歧杆菌的生长繁殖，还能防止食物腐败，可延长食品的保质期。

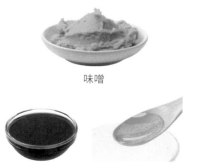

味噌

酱油　　　　　蜂蜜

低聚半乳糖

存在于酸奶、卷心菜和牛奶中。能防止食物腐败变质，并促进人体对蛋白质的消化吸收。

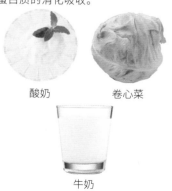

酸奶　　　　　卷心菜

牛奶

每天喝味噌汤对身体有好处吗？

味噌是最适合肠道的发酵食品。
选择含有活菌的味噌！

　　味噌中富含很多有益于肠道的细菌，是一种理想的保健食品。味噌中的土壤细菌尤其值得关注。所谓土壤细菌，就是主要在土壤中繁殖的微生物。土壤中的细菌种类繁多，据说 1g 土壤中就有数亿个土壤细菌。而用大豆发酵而成的味噌和纳豆中也有土壤细菌，尤其是将大豆捣碎后加入曲霉菌发酵而成的味噌中含量更多。多种土壤细菌会在发酵过程中不断增殖，为打造出美味的味噌贡献力量。这些土壤细菌能刺激并激活肠道细菌，因此传统的日常食品味噌堪称是最适合肠道的保健食品。

　　有条件的朋友不妨在家中自制味噌。因为手上的细菌会在搅拌时进入味噌，促进发酵。土壤细菌的数量和种类可谓是一家一个样。大多数细菌都是由父母传给子女的，因此在家自制的味噌含有最适合自己的肠道细菌。换句话说，自制味噌是最能激活家人肠道细菌的发酵食品。

　　不过近年来，自制味噌的家庭已经越来越少了。直接从商店购买味噌也未尝不可，但一定要选择含有活菌的产品。最好是直接向传统手工味噌作坊订购。大家不妨多做做功课，选择一家用传统酿制方法精心制作味噌的作坊。

如果配料表中含有"大豆、大米、小麦、盐"以外的配料，那最好是不要购买。因为它极有可能是通过控制温度快速催熟（温酿法）酿制而成的，并不是在作坊中缓慢酿制的。为了让味噌停止发酵，厂商可能还会往产品里加酒精。另外，发酵不够充分的味噌可能会添加防腐剂，而防腐剂会让肠道有益菌停止生长，进而影响肠道环境。

如何选择味噌

◎ 直接向味噌作坊订购。

◎ 如在超市购买，则要选择带气阀或顶部开有小孔的产品。

◎ 如果配料表中有"大豆、大米、小麦、盐"以外的配料，最好不要购买。

这种味噌不要买

◎ 哪怕配料表中只有"大豆、大米、小麦、盐"，也不要购买不带气阀的产品，因为这种包装内的味噌已经停止发酵了。

◎ 配料表中有"酒精""乙醇"字样的产品是以温酿法酿造而成的，发酵度较低。

◎ 加有高汤的味噌往往是在短时间内批量生产的，没有完全发酵。

◎ 含有防腐剂的味噌不易腐败，但防腐剂也会杀灭有益菌，进而伤害肠道。

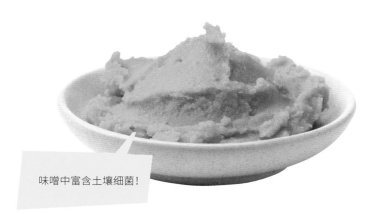

味噌中富含土壤细菌！

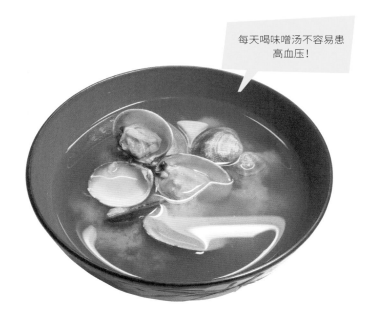

每天喝味噌汤不容易患高血压！

Q 哪种植物油有益于肠道健康？

A 推荐不含反式脂肪酸、耐氧化的橄榄油。

植物油中的 ω-3 和 ω-6 能让人体细胞焕发青春活力，只是它们非常容易被氧化。

植物油本来是生鲜食品。不过为了实现批量生产和长期储存，人们使用了反式脂肪酸。于是价格低廉、耐储藏的植物油便上市了。而反式脂肪酸是不饱和脂肪酸加氢的产物，人称"塑化油"。反式脂肪酸很难被肠道细菌分解，就像埋进土里也无法降解的塑料。而且分解和代谢反式脂肪酸需要耗费大量的能量和时间，消耗大量的矿物质和维生素，给人体带来沉重的负担。大量摄入反式脂肪酸有损细胞膜的质量，使人看起来更显老。

要想打造不易生病的强健体魄，最好选择富含 ω-3 的植物油，如亚麻籽油、紫苏籽油等。这类植物油虽然容易氧化，不太适合加热，但可以直接淋在沙拉上吃。

至于需要加热的菜品，建议使用橄榄油烹制。橄榄油的主要成分是不易氧化的油酸，有预防高血压、动脉硬化等生活习惯病的作用。

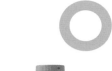

亚麻籽油、紫苏籽油、橄榄油

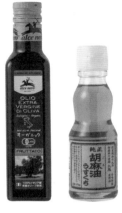

含反式脂肪酸的油

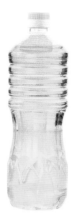

富含 ω-3，能让细胞焕发青春活力。亚麻籽油（胡麻油）和紫苏籽油适合生吃，需要加热的话，更推荐不容易因受热氧化的橄榄油。

最好别买廉价的、批量生产的植物油和其他含有反式脂肪酸的油，因为它们易被氧化，进而使身体老化。

便秘时来一道蒜蓉橄榄油大虾，不仅温暖肠胃，还能促进肠胃蠕动。

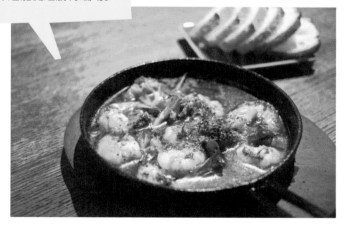

蒜蓉橄榄油大虾是一道西班牙菜，做法是用橄榄油、大蒜和红辣椒炖大虾、鸡肉与蔬菜，是改善肠道环境的一道好菜。它能让肠道保持温暖、激活肠道细菌，还能在一定程度上缓解便秘。

Q 喝什么样的水有助于提高免疫力？

 A 水的效果因成分而异，不妨按需选择。

正常大便中的水含量约为80%，因此水是决定排便是否通畅的关键因素之一。日本的《水道法》明确规定，生活饮用水中不得含有大肠杆菌等有害菌。中国的《生活饮用水卫生标准》中也明确规定，生活饮用水中不得含有病原微生物等。

但人体的肠道中本来就有大肠杆菌。如果肠道菌群和免疫力没有问题的话，哪怕真有大肠杆菌通过口腔进入体内也没有大碍。为了杀灭大肠杆菌在水中加大量的氯反而会成问题。因为氯的杀菌效果很强，一旦进入肠道就必然会破坏肠道环境。

而且加氯会使水偏酸性，进而加速人体细胞氧化。每天喝这样的水会让肠道充满活性氧，致使肠道细菌减少。因此请大家饮用天然水，自来水只用于烹饪，不要生饮。用于烹饪的水最好用能除氯的净水器过滤一下。

"好水"能帮助我们解决肠道问题，提高免疫力。建议大家选择不做杀菌处理的天然水，而且最好选择未经加热处理的产品。还要关注一下水的酸碱度，碱性水可以消除活性氧。当肠道内的活性氧含量减少，肠道细菌便不会受到攻击，能够正常增殖。

喝出健康！
总有一款适合你的水！

身体问题	胆固醇高	压力大、生活习惯病	肩颈酸痛、水肿、疲劳	便秘
水质	硬水 硬度约200~300 mmol/L	可去除活性氧的水	苏打水	超硬水
种类	依云、伟图、圣碧涛等品牌的饮用水	碱性矿泉水或整水器①生成的碱性还原水、碱性离子水	德劳特沃、巴黎水等品牌的饮用水	康婷等品牌的饮用水
理由	硬水可以预防高胆固醇引发的心肌梗死、中风等问题。喝硬水还能补钙，减少钙质从牙齿和骨骼流失，进而防止钙质在血管中沉积，降低患病风险	碱性离子水有助于去除活性氧，从而降低生活习惯病的患病风险	二氧化碳气体进入人体后，会使血液中的二氧化碳浓度上升，而人体为了排出二氧化碳会加快血液循环	超硬水富含钙和镁，能够调节肠胃、促进排便

注①：一种新型净水器，在净水器基础上增加了电解功能，能够调节水质。

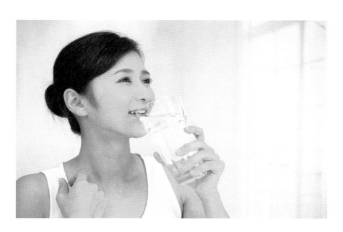

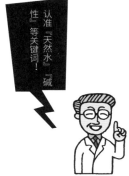

认准『天然水』『碱性』等关键词！

Q 有什么推荐的防癌小菜吗？

A 推荐一款用醋和洋葱制作的简单保健小菜。

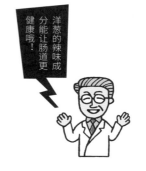

洋葱的辣味成分能让肠道更健康哦！

用醋和洋葱制作的"醋腌洋葱"和 P67 介绍过的"醋腌卷心菜"，是提高免疫力、预防癌症的利器。

醋中含有丰富的氨基酸、醋酸、乳酸、苹果酸、维生素等多种肝脏所需要的营养物质。醋不仅具有一定的杀菌抑菌能力，还能防治感冒、促进消化、延缓衰老，以及治疗糖尿病和抗癌。

洋葱本身就能激活肠道，增加有益菌，提升肠道细菌的活性。而且洋葱富含低聚糖，能为乳酸菌、双歧杆菌等有益菌提供食粮，具有调节肠道的作用。不仅如此，洋葱还含有抗癌物质——二烯丙基硫醚，对胃癌和大肠癌有一定的预防作用。洋葱的辣味就来源于二烯丙基硫醚，这种成分会导致我们切洋葱的时候流眼泪。

有些人习惯生吃洋葱时用水泡一泡，以去除辣味。但二烯丙基硫醚易溶于水，因此洋葱用水泡过后，调节肠胃的功效就会大打折扣。除此之外，洋葱里还含有一种叫"槲皮素"的抗氧化成分。它能软化血管，防止氧化造成的损伤，使血管恢复活力。据说每天吃洋葱可以帮助预防和改善动脉硬化。

另外，多吃醋腌洋葱，还可以有效摄入短链脂肪酸（详见 P66），改善肠道菌群。

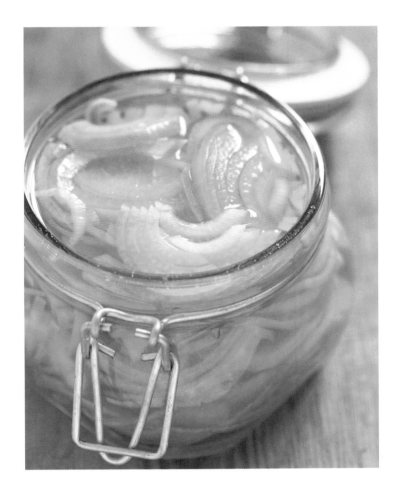

醋腌洋葱

密封罐……1个（750ml）

所需食材：

洋葱……1个
盐……少许
醋……150～200ml
蜂蜜……2大勺（30ml）

做法：

① 将洋葱剥皮后纵向切成两半，去掉芯和芽，以切断纤维的方向切成片。

② 将切好的洋葱放入碗中，在室温下放置 30 分钟至 1 小时。然后撒入盐，并搅拌均匀。

③ 将洋葱装入密封罐并倒入醋，水位要没过洋葱。

④ 加入蜂蜜，搅拌均匀即可。

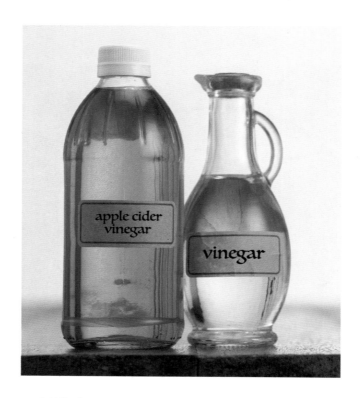

◎谷物醋

价格实惠，最为常见。原料有大米、玉米、小麦等。

◎黑醋

曲霉菌由陈酿长期发酵而成，富含柠檬酸和氨基酸，有消除疲劳、减肥、预防高血压等功效。

◎米醋

酿造谷物醋时，若每升原材料中的大米用量超过40g，则被称为"米醋"。风味柔和，能尝出大米的甜味和香味。

◎苹果醋

用苹果制成的果醋，富含钾。钾能帮助人体排出钠，有预防高血压、消除浮肿的功效。

◎葡萄酒醋

由葡萄汁制成的醋。红葡萄酒醋富含多酚类物质，具有很强的抗氧化作用，能降低人体内胆固醇。白葡萄酒醋具有预防动脉硬化、缓解疲劳、调理肠胃的作用。

◎巴萨米克醋

原料为葡萄汁，但含有大量的柠檬酸、氨基酸和多酚类物质，有预防癌症、延缓衰老和改善生活习惯病的功效。

Q 为什么亚洲传统健康饮食最健康？

A 亚洲传统的健康饮食习惯有助于提高免疫力。

以植物性食品为主，均衡膳食！

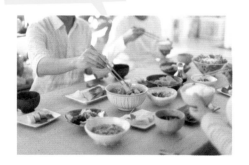

蔬菜、谷物、豆类、水果等植物性食品有助于肠道细菌的生长繁殖，从而壮大能够破坏癌细胞的 Th-1 细胞，通过抗氧化作用抑制癌症。亚洲人自古以来便有以植物性食品为主的饮食习惯。

据说"每天吃至少 5 种蔬菜和水果"的理念在美国推行之后，各类癌症的新发病例都有所减少。

美国营养学家非常崇尚亚洲的饮食习惯。美国国家癌症研究所还绘制了"亚洲传统健康饮食金字塔"，宣传均衡饮食的理念，建议人们不光要吃谷物、豆类和蔬菜，还要均衡摄入瘦肉、河海鲜和奶制品。蛋白质尤其重要，因为它是合成血清素的原材料。另外人体也需要摄入一定量的胆固醇，以合成性激素和抗压激素。胆固醇摄入量太低会使人容易受到压力的影响，加大患抑郁症等精神疾病的风险。虽然最近瘦肉备受推崇，但研究数据显示每周吃一次即可，每周吃 2~3 次反而会降低免疫力。

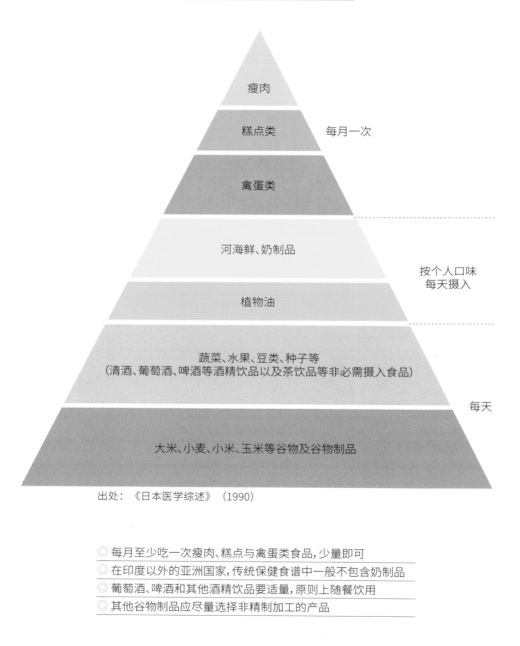

亚洲传统健康饮食金字塔

瘦肉

糕点类 — 每月一次

禽蛋类

河海鲜、奶制品

按个人口味
每天摄入

植物油

蔬菜、水果、豆类、种子等
（清酒、葡萄酒、啤酒等酒精饮品以及茶饮品等非必需摄入食品）

每天

大米、小麦、小米、玉米等谷物及谷物制品

出处：《日本医学综述》（1990）

◎ 每月至少吃一次瘦肉、糕点与禽蛋类食品，少量即可
◎ 在印度以外的亚洲国家，传统保健食谱中一般不包含奶制品
◎ 葡萄酒、啤酒和其他酒精饮品要适量，原则上随餐饮用
◎ 其他谷物制品应尽量选择非精制加工的产品

喝咖啡能预防癌症吗？

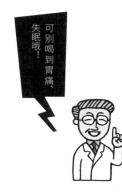

喝咖啡能降低肝癌、大肠癌的患癌风险。

日本厚生劳动省研究小组开展的"多目的队列研究"显示，习惯喝咖啡的人患肝癌和子宫体癌的风险较低。咖啡有助于改善肝功能，降低有可能恶化为肝癌的肝病与肝硬化的发病率。咖啡中的某些成分能减轻肝细胞炎症，抑制肝病恶化，进而预防肝癌。

除此之外，咖啡还能降低子宫体癌、乳腺癌、胆囊癌、前列腺癌等多种癌症的患癌风险。

还有学者对喝咖啡与大肠癌患病风险之间的关系展开了研究。他们先根据形式将大肠癌分为黏膜内癌（诊断时局限于黏膜）和浸润癌（诊断时已经扩散到黏膜以外），然后根据部位又将大肠癌分为结肠癌和直肠癌，分别统计数据。结果显示，在男性群体中，咖啡摄入量与大肠癌并无明显关联，女性则不然。与几乎不喝咖啡的女性群组相比，每天喝 3 杯（1 杯 150ml）以上咖啡的女性群组的大肠癌整体患病风险降低了约 30%。单看浸润癌的话则是降低了约 40%。结肠癌的患病风险更是降低了 56% 之多。总体呈现出"女性咖啡摄入量越多，患大肠癌风险越低"的倾向。

咖啡摄入量与子宫体癌患病风险的关系

调整因素：年龄、地区、BMI、生殖相关因素、是否使用雌激素、是否吸烟，以及绿茶、绿色蔬菜、猪肉的摄入量

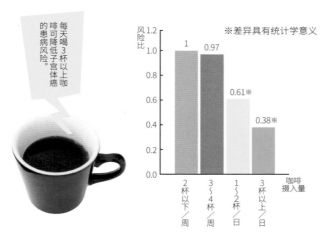

出处：多目的队列研究（JPHC 研究）

咖啡摄入量与大肠癌患病风险的关系（女性）

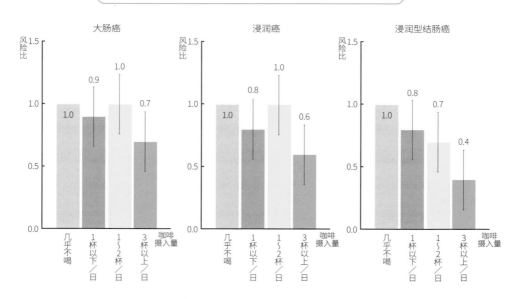

出处：多目的队列研究（JPHC 研究）

喝酒会增加患癌风险吗？

适量饮酒可舒缓压力，提高免疫力，但过量饮酒会增加大肠癌、肝癌的患病风险。

饮酒对身体是好是坏视个人体质而异。只要喝上一杯酒，就知道自己属于哪种体质了。如果喝酒以后没脸红，就说明你体内含有乙醛脱氢酶（ALDH），能分解代谢酒精产生的乙醛。这种体质的人是可以喝酒的，而且适量喝酒有助于提高免疫力，预防癌症，更能让副交感神经系统占据主导地位，放松身心，进而缓解压力。不过这些好处的前提是饮酒量控制在中杯啤酒 2 杯（约 350ml/ 杯），清酒 2 合（约 180ml/ 合），葡萄酒或烧酒 2 杯（约 180ml/ 杯）以内。

喝一杯酒就脸红的人就不要喝酒了。统计数据显示，这种体质的人要是为了应酬硬着头皮喝酒，患食道癌的概率会增加 10 倍。

下页的图表（P92 下）体现的是饮酒量与肝细胞染色体互换次数的关系。当肝细胞因酒精受损再生时，染色体会发生互换现象。互换次数越多，癌变的可能性就越高。而体内没有乙醛脱氢酶 2（ALDH2[①]）的人其染色体互换次数明显多于有酒精酶的人。肝脏分解酒精需要一定的时间，因此饮酒一定要适量，而且速度也不宜太快。

注：①位于线粒体内的基因编码。

每日平均饮酒量限度

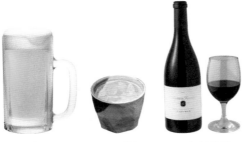

中杯啤酒
2杯 (约700 ml)

25°烧酒
2杯 (约360 ml)

红葡萄酒
(约360 ml)

饮酒过量后的患癌风险

男性	
所有癌症	1.6倍
食道癌	4.6倍
大肠癌	2.1倍
进展期前列腺癌	1.5倍

女性	
乳腺癌	1.8倍

出处：多目的队列研究（JPHC 研究）

饮酒量与染色体互换次数的关系

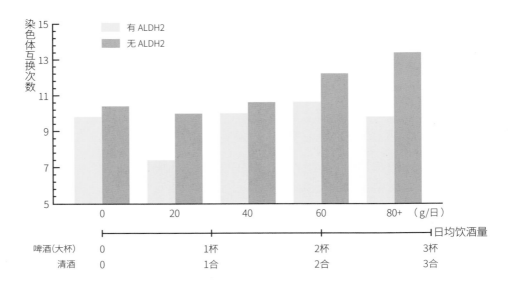

出处：森本兼曩（1994）

哪些食材能有效预防癌症？

 研究表明，大蒜是最具防癌潜力的食材！

美国国家癌症研究所将防癌效果较强的植物性食品归纳成了下页的"抗癌食材金字塔"。位置越高，代表防癌效果越好。位于金字塔顶端的食材就是大蒜。

大蒜中的大蒜素是一种强大的抗氧化物质，它能够消除促进癌细胞生成的活性氧。大蒜素还能促进肠道蠕动，调节肠道环境，从而有效改善便秘。

大蒜特有的气味就来源于大蒜素。大蒜被切开或磨碎时就会产生这种物质。而当大蒜与空气接触，或因加热等外界刺激时，还会产生具有抗癌作用的大蒜烯，以及有助于降低血液黏稠度、防止血栓形成的甲基烯丙基三硫醚等物质。

若将大蒜浸入油中，大蒜素便会转化为若干种有益于人体健康的成分。其中之一便是二烯丙基二硫醚。这种物质能抑制癌细胞生长，甚至破坏癌细胞。

研究结果显示，每天吃 4g 左右的大蒜有助于预防癌症，大肠癌的患病风险也会下降 30% 左右。

具有防癌功效的植物性食品
抗癌食材金字塔

大蒜

卷心菜、甘草、
大豆、生姜、
胡萝卜、西芹、欧防风等

洋葱、西红柿、茄子、青椒、
西蓝花、花椰菜、抱子甘蓝、
橘子、柠檬、西柚、姜黄、亚麻籽、
茶叶、糙米、全麦食品等SS

黄瓜、薄荷、胡葱、牛至、百里香、
迷迭香、鼠尾草、罗勒、龙蒿、土豆、
燕麦、大麦、甜瓜以及浆果类水果等

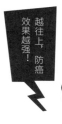
越往上，防癌效果越强！

大肠癌患病风险
降低30%
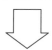

尽量每天吃4g！

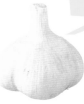

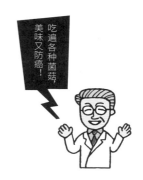

Q 哪些食材能有效抑制癌症？

A 菌菇能激活细胞免疫力，具有抗氧化的功效，在一定程度上能抑制癌症。

菌菇类的食材富含 β - 葡聚糖，有助于提高免疫力。这种成分可以刺激巨噬细胞（一种免疫细胞），提升 T 细胞的活性。当大量 β - 葡聚糖进入体内时还能发挥很强的抗氧化作用，减少催生癌细胞的活性氧。菌菇堪称 β - 葡聚糖的集合体，是一种有效的抑制癌症的食材。

有科学家通过实验证明了金针菇提取物对肺癌的抑制效果。科学家将小鼠分成 3 组，每组 10 只，一组服用金针菇提取物 40 天，另一组服用 20 天，对照组则不服用。然后将 Sarcoma 180（小鼠恶性肉瘤细胞）移植到小鼠背部。结果对照组（未服用提取物）的 10 只小鼠在移植后 40 天内全部死亡，而部分服用过金针菇提取物的小鼠体内的癌细胞竟然消失了。科学家还将一种容易转移的 Lewis 肺癌移植到小鼠体内，发现按 1000mg/kg 的比例服用金针菇提取物的 10 只小鼠中有 5 只痊愈了。可见菌菇有一定的抑制癌症的效果。

菌菇富含膳食纤维，而且热量很低，多吃也不会发胖。无论什么品种都可以，做菜时选择香菇、杏鲍菇、蟹味菇等常见且方便购买的即可。

各种菌菇的膳食纤维含量

100g 香菇中含有 3.3g

100g 杏鲍菇中含有 2.1g

100g 蟹味菇中含有 3.7g

100g 口蘑中
含有 17.2g

100g金针菇
中含有2.7g

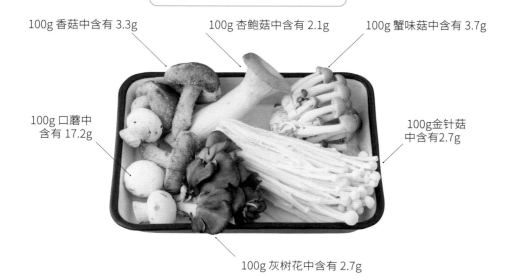

100g 灰树花中含有 2.7g

金针菇提取物对肺癌的预防作用
(寿命延长曲线)

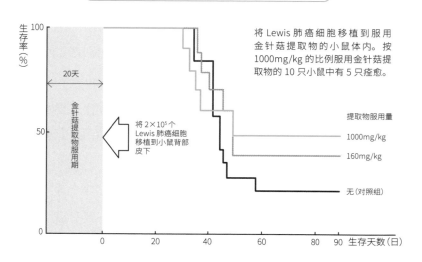

将 Lewis 肺癌细胞移植到服用金针菇提取物的小鼠体内。按 1000mg/kg 的比例服用金针菇提取物的 10 只小鼠中有 5 只痊愈。

生存率（%）

20天

金针菇提取物服用期

将 2×10⁵ 个 Lewis 肺癌细胞移植到小鼠背部皮下

提取物服用量

1000mg/kg

160mg/kg

无（对照组）

0 20 40 60 80 90 生存天数（日）

出处：田中茂男《提高免疫力的 100 个诀窍》

哪些饮品有抑制癌症的效果？

绿茶中的儿茶素让人体更健康。

茶是最具代表性的保健饮品之一，自古以来人们就把茶当药喝。研究表明，长寿地区的居民其绿茶摄入量要高于平均水平。

日本东北大学的栗山真一教授通过调查发现，"每天喝 5 杯以上绿茶"的群组的死亡风险明显低于"喝 1 杯以下"的群组，其中男性低 12%，女性低 23%。

日本静冈县立大学的富田勋教授将绿茶的抗癌作用分为"防止细胞突变"和"防止细胞癌变"两个方面，并研究了各种绿茶在不同方面的表现。

结果显示，粉茶①的防突变作用更强，但防癌变效果最强的是番茶②。

许多科学家证实绿茶中的儿茶素具有很强的抗氧化性，具有抑制突变的作用。也就是说，儿茶素可以让人体变得更健康。

搭配富含维生素的黄绿色蔬菜，儿茶素的吸收率会显著提升。因此在喝绿茶的同时多吃黄绿色蔬菜是事半功倍的抗癌好办法。

注：①粉状茶叶。
　　②日本的一种茶类，用去掉嫩叶的硬叶而制成的粗茶。

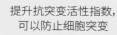

绿茶的功效

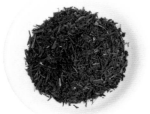

提升抗突变活性指数，
可以防止细胞突变

提升抗促癌活性指数，
可以防止细胞癌变

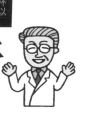

每天5杯以上可降低患癌风险！

各种绿茶的抗癌效果

出处：据富田勋的调查结果制表

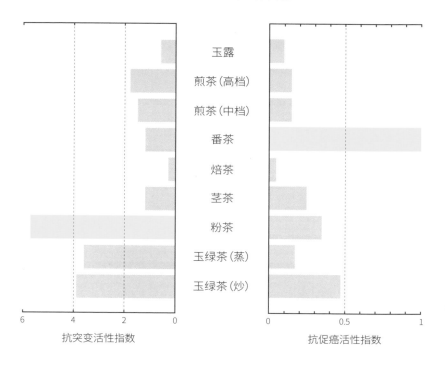

哪些蔬菜和水果有助于预防癌症？

色彩鲜亮的果蔬中的植化素具有抗氧化性，可以预防癌症和其他疾病。

　　多吃含有植化素（Phytochemical）的食物也是预防癌症的好方法。植化素常见于可消除活性氧的抗氧化食品之中。过多的活性氧会削弱皮肤的屏障功能，破坏血管壁，从而引发衰老和生活习惯病。植化素是蔬菜为免受紫外线伤害自行合成的物质，能使活性氧失活。强大的抗氧化力往往隐藏在色素、香味、辛味和苦味中。植化素造就了植物的色彩和涩味，具体包括叶、花、茎和树皮中的多酚，黄绿色蔬菜与海藻中的类胡萝卜素（色素成分），葱类蔬菜的香味和萝卜、芥菜中辣味不可或缺的硫化物，造就了香草与柑橘的香味和萜烯的苦味，菌菇中的 β - 葡聚糖……主要植化素如 P101 图表所示。

　　植化素能有效抑制癌变。动物实验表明，即使是 I 期或更严重的癌症，也有可能借助植化素防止癌症进一步恶化。

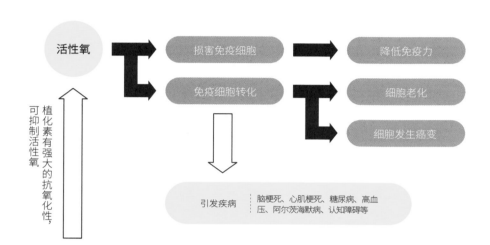

活性氧

损害免疫细胞 → 降低免疫力

免疫细胞转化 → 细胞老化

细胞发生癌变

植化素有强大的抗氧化性，可抑制活性氧

引发疾病 ┊ 脑梗死、心肌梗死、糖尿病、高血压、阿尔茨海默病、认知障碍等

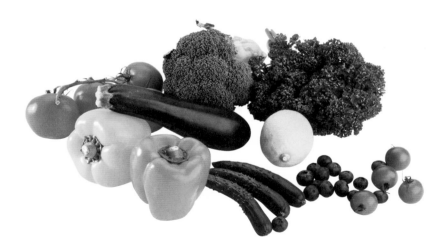

主要植化素

种类	主要功效	主要来源
番茄红素	防癌、预防动脉硬化、防紫外线、抗过敏	番茄、西瓜
辣椒素	防癌、预防动脉硬化、增加有益胆固醇	彩椒、辣椒
维生素 A 原	防癌、抗氧化、调节胆固醇	南瓜、胡萝卜、橘子、菠菜
玉米黄质	防癌、预防因年龄增长而引起的视力下降	木瓜、芒果、西蓝花、菠菜
类黄酮	抗氧化、预防高血压、强化血管壁	洋葱、菠菜、银杏叶、欧芹以及柠檬等柑橘类水果
叶黄素	防癌、预防因年龄增长而引起的视力下降、预防动脉硬化、提升肺功能	玉米、西蓝花、金盏花、南瓜
叶绿素	防癌、抗氧化、调节胆固醇、除臭杀菌	大麦叶、菠菜、王菜、南瓜
花青素	预防因年龄增长而引起的视力下降、预防高血压、护肝	蓝莓、茄子、紫薯、红紫苏、紫甘蓝
绿原酸	防癌、调节血压和血糖、减肥	牛蒡、雪莲果、土豆、香蕉、茄子、梨
儿茶素	防癌、调节胆固醇、减肥	绿茶、柿子、葡萄酒
异硫氰酸酯	防癌、抗氧化、抗幽门螺旋杆菌、调节胆固醇、降低血液黏度	卷心菜、萝卜、芥末、西蓝花、油菜花等十字花科蔬菜
二烯丙基硫醚	防癌、抗氧化、抗菌、预防高血压、降低血液黏度	大葱、洋葱、大蒜、韭菜

Q 易疲劳、体弱多病的原因在于肠道？

 A 一旦出现肠漏症，肠道细菌就会攻击人体，引发各种疾病。

近年来，肠漏症已成为一种备受关注的肠道疾病。在理想的肠道环境下，人体新陈代谢活跃，肠道细胞也会迅速更新换代，人体的各项功能维持在应有的水平。

然而当肠道环境恶化时，有害菌会占据主导地位，从而影响肠道内的新陈代谢，使构成肠壁的黏膜细胞出现松动，细胞之间出现微小的缝隙。所谓肠漏症，就是肠道细菌和未消化的营养物质透过这些缝隙泄漏的现象。当这些物质进入血液和身体的其他部位时，免疫系统就会将它们误认为"外敌"，从而发动攻击，引发身体各处的炎症。

研究结果显示，肠漏症与肌萎缩侧索硬化（ALS）、阿尔茨海默病、抑郁症和多动症等疾病都有关，也是免疫力低下的表现。如果你觉得"今天的身体状态不太好"，那很有可能是肠漏症在作祟。据说目前约有40%的日本人患有肠漏症。有肠漏症的糖尿病患者比例更是高达24%。

最近的研究结果表明，过量摄入碳水化合物（糖类）、人工甜味剂、乳化剂、防腐剂、香精和着色剂都有可能会导致肠漏症。而摄入短链脂肪酸有助于防止肠漏症。

肠漏症的形成及其影响

过度追求干净，婴幼儿时期
在过分清洁的环境中长大。

无法摄入足够的肠道细菌，
导致肠道功能低下。

食品添加剂多且膳食纤维含量低的
现代饮食习惯导致肠黏膜不堪重负。
肠黏膜细胞连接处松动。

发生肠漏症

小肠黏膜出现漏洞，
毒素、细菌和未消化的食物渗入血液，
进入身体各个部位。

引起各种失调和疾病

食物过敏、糖尿病、动脉硬化、腹泻、
慢性疲劳、抑郁症、自身免疫性疾病
（风湿性关节炎、多发性硬化）、慢
性病（慢性甲状腺炎、炎症性肠病）、
自闭症、多动性精神分裂症等。

摄入短链脂肪
酸有助于防止
肠漏症！

小结
要想提高免疫力，这些饮食习惯很重要

- 含食品添加剂和反式脂肪酸的食物会降低人体免疫力。

- 油开封后的保质期一般为 2~3 个月。一旦过期，氧化的油便会沦为有害菌的温床，致使有害菌在体内过度增殖，还会加速人体衰老，甚至致癌。

- 大蒜是最具防癌潜力的食材！除此之外，还有绿茶、色彩鲜亮的果蔬等。喝咖啡也能预防癌症，但要注意适量。

- 短链脂肪酸能够促进身体健康，还有减肥的功效。若想摄入短链脂肪酸，最简便易行的方法就是一并摄入膳食纤维和醋。

- 醋腌洋葱和醋腌卷心菜是提高免疫力、预防癌症的利器。其中，"醋腌卷心菜"是补充短链脂肪酸的绝妙吃法。

- 肠道菌群的茁壮成长离不开肠道细菌的平衡。要想激活肠道内的有益菌，就得多吃发酵食品。

- 乳酸菌食品能够提高免疫力，但不能乱吃。要选择适合自己的乳酸菌。

- 不含着色剂、防腐剂，能激活肠道有益菌活性的发酵食品有：奶酪、纳豆、泡菜、木鱼花、醋、米糠腌菜、酱油、甜米酒和味噌。

- 适合自己的乳酸菌对身体有四大功效：1. 预防生病和过敏；2. 防止细胞老化、抗衰老；3. 防止食物中毒，具有解毒功效；4. 让人保持心情愉快。

- 膳食纤维对肠道有益，但也不能随意摄入，关键在于均衡摄入。理想的摄入比例是 1（可溶性膳食纤维）：2（不可溶性膳食纤维）。

- 牛蒡、糙米、香蕉等，是帮助人体均衡摄入两种膳食纤维的双效食材。

- 低聚糖能为双歧杆菌提供营养，进而维持肠道菌群平衡。富含低聚糖的食品有大豆、洋葱、牛蒡、大蒜、香蕉、玉米、蜂蜜等。

- 要想打造不易生病的强健体魄，最好选择富含 ω-3 的植物油，如亚麻籽油、紫苏籽油等。这两种油适合生吃，可以放在沙拉等凉菜中。如果是需要加热的菜品，建议使用橄榄油。

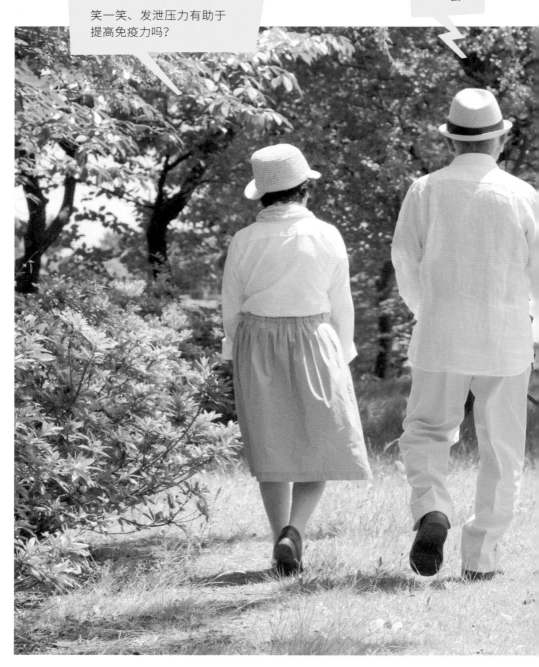

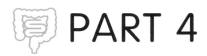 # PART 4

改变生活习惯，提高免疫力

　　除了注意饮食，改变生活习惯也可以迅速提高免疫力。而且实践起来很容易，人人都可以做到。

　　本章将介绍一些能立刻实践的调整生活习惯的小技巧，为大家的免疫系统保驾护航。

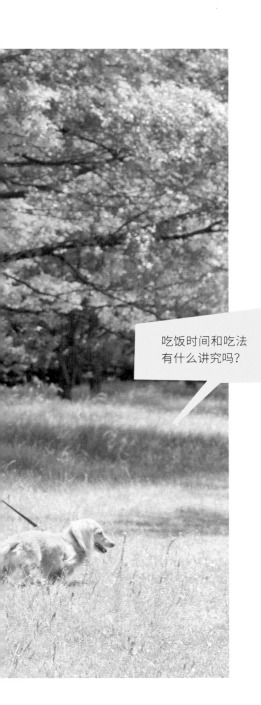

吃饭时间和吃法有什么讲究吗？

Q 睡眠会影响免疫力吗？

A 提高睡眠质量有助于改善肠道环境，提高免疫力。

　　激素的分泌量与免疫细胞的活性都有周期变化，会时多时少或时高时低。例如，人在起床沐浴阳光 10 多个小时后，大脑中的松果体（大脑腺体）就会分泌一种叫"褪黑素"的激素，帮助我们自然入睡，并形成规律的睡眠习惯。

　　NK 细胞的活性也会随时间的变化而发生变化，早上 9 点左右以及傍晚 5 点左右其活性最强。从晚上 9 点开始变弱，入睡时会进一步变弱。因此在本该睡觉的时候如果到处活动会对身体造成负担，比如引发感冒、身体疲劳等后果。提高睡眠质量可以提高免疫力，而提高免疫力反过来也能改善睡眠质量，如此形成良性循环。

睡眠质量和肠道环境
息息相关。

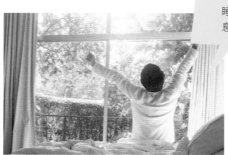

笑口常开的人更健康？

哈哈大笑可以激活 NK 细胞，提高免疫力。哪怕假笑也管用。

要想提升 NK 细胞的活性，最简单的方法莫过于"每天笑 1 小时"。不一定要真的因为有趣才发笑，假笑也同样管用。只要露出笑容，大脑就会产生错觉，激活 NK 细胞。

美国洛马林达大学的李·贝克博士做过一项实验，研究"笑"的功效。他请来 52 名健康的医学生观看了长达 1 小时的喜剧视频，并在观看前后分别测量了他们的免疫力水平。

结果显示，观看视频前的 NK 细胞活性为 24%，观看后却上升到了 38%。IgA 抗体、免疫球蛋白 M（以下简称 IgM 抗体）等免疫相关的抗体量也有所增加。

而且上述效果能在观看视频后持续 12 小时以上。不过当观看时间从 1 小时延长到 3 小时后，部分实验者的免疫力反而下降了。由此可知，每天看 1 小时左右的搞笑节目，为自己创造一个哈哈大笑的机会，有利于身体健康，但凡事都要讲究一个度，笑过头就适得其反了。

观看喜剧视频的免疫活性实验

出处：根据李·贝克博士的实验结果制表

免疫因子	观剧前	观剧后	增长率
NK细胞活性 (%)	24.0	38.0	58%
IgA抗体 (mg/dl)	1.8	2.0	11%
IgM抗体 (mg/dl)	0.8	0.9	12.5%
IgG抗体① (mg/dl)	9.5	11.5	21%
补体 (mg/dl)	0.8	1.3	62.5%
γ-干扰素 (IU/ml)	0.4	0.9	125%

实验结果表明，观看喜剧视频 1 小时后，NK 细胞增加 58%，其他免疫相关抗体也有所增加。

注：①又称免疫球蛋白，哺乳类动物抗体。

有什么简单的防癌妙招吗?

想象愉快的画面也能
预防癌症。

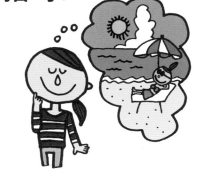

除了"笑"，想象愉快的画面也能提高免疫力，提高 NK 细胞的活性。当人的情绪产生变化时，大脑会受到刺激，产生一种叫作 POMC（Pro-opiomelanocortin，阿片黑素促皮质激素原）的蛋白质。当我们感到悲伤时，POMC 会被分解成肾上腺素、去甲肾上腺素等物质。它们会降低 NK 细胞的活性，降低免疫力。而当我们感到快乐时，POMC 会被分解成多巴胺、内啡肽等物质，从而提高免疫力。

说得再具体些，光是想象让自己感到愉快的画面，也能起到一定的效果。

例如，你可以闭上眼睛，全身放松，想象自己正躺在沙滩上，面前是一望无尽的白沙滩。保持 30 分钟左右，你体内更多的 NK 细胞就会被激活。当你觉得身体不太舒服的时候，不妨以舒服的姿势坐在椅子上，张开想象的翅膀。

同理，表扬也有助于提高免疫力。一位知名的过敏专家表示，多表扬孩子可以改善特应性皮炎的症状。哪怕没有肉眼可见的效果，坚持表扬孩子也有助于改善症状。如果你身边有人身体不舒服，不妨夸夸他，为他加油打气吧。

压力过大，免疫力降低时该怎么办？

 卸下"好人"的面具，适度释放压力。

当人处于紧张状态时，交感神经系统和下丘脑会受到刺激，分泌出肾上腺素、去甲肾上腺素、皮质醇等"应激激素"，抑制免疫系统，降低 NK 细胞的活性。精神压力的影响尤其大，能在短短几分钟的时间内显著降低 NK 细胞的活性。

压力也会影响自主神经系统。而 30% 的免疫力源于自主神经，所以当压力过大时，我们的免疫力也会随之降低。自主神经由交感神经和副交感神经组成，交感神经在白天活动时占主导地位，而副交感神经在休息时占主导地位。当副交感神经活跃时血管会扩张，脉搏和呼吸频率会降低，还能激活胃肠，促进消化。

当我们感受到压力时，交感神经会占据主导，使人长时间处于烦躁、焦虑、忧虑和疲劳的状态，难以切换成副交感神经的模式。如果交感神经紧绷的状态一直得不到缓解，能够杀死癌细胞的淋巴细胞也会显著减少。对自己高标准严要求、做事认真、待人客气的人更容易积累压力。建议大家卸下"好人"的面具，适度释放压力。

压力过大会降低NK细胞的活性

出处：藤田纮一郎《提高免疫力的科学》

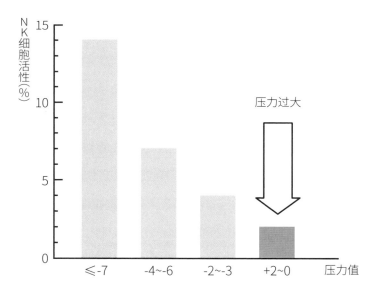

Q 服用抗生素会降低免疫力吗？

 A 服用抗生素会扰乱肠道菌群，降低免疫力，一定要慎用。

很多人在感冒时都吃过抗生素。之所以吃抗生素，是因为感冒会削弱人体的免疫力，使人更容易受到其他细菌的影响，感染其他病原菌，进而导致病情恶化。

然而，感冒大多由病毒引起，因此抗生素对感冒本身并不起作用。而且研究结果显示，感冒时服用抗生素反而会削弱免疫系统，让感冒更难治愈。服用抗生素时，肠道细菌会停止增殖，于是对抗外界入侵的病原体的能力也就随之下降了。

此外，抗生素还有扰乱肠道菌群的副作用，容易使人腹泻。如果你一定要服用抗生素，那就同时吃点乳酸菌制剂，以减少抗生素对肠道菌群的影响。

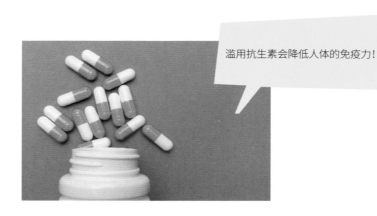

滥用抗生素会降低人体的免疫力！

Q 为什么要慎用抗菌、除菌类产品？

A 保护人体的细菌也会被杀灭，甚至可能破坏皮肤菌群的平衡。

　　近年来，商家推出了各种标榜"抗菌""除菌"的产品。

　　但"抗菌"和"除菌"并没有明确的定义，很多消费者并不清楚这些产品中究竟包含哪些成分。而且抗菌、除菌效果强的产品甚至有可能破坏皮肤菌群的平衡。

　　其实人类赖以生存的自然界中本就存在各种病原体，而我们正是在这些肉眼看不见的病原体的攻击下活到了今天。在各种微生物入侵人体的过程中，我们的免疫力得到了一次又一次的加强。换句话说，如果人体本身的免疫力够强，就不容易过敏或感冒，也不容易罹患癌症。因此日常生活中的抗菌除菌也不能过度。

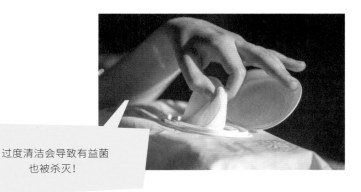

过度清洁会导致有益菌
也被杀灭！

Q 掉在地上的东西还能吃吗？

 A 3 秒以内捡起来就行。

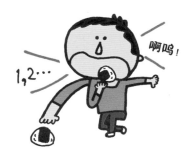

　　"不小心把食物弄掉了，只要在3秒以内捡起来就能吃。"s 所谓的"3秒规则"流传甚广，不过站在免疫力的角度看，这种说法倒也有几分道理。如果食物掉落在桌子上或者桌子附近的地板上，及时捡起来吃掉甚至还可能增强人体的免疫力。

　　阿斯顿大学的微生物学家 A·希尔顿教授带领的研究团队曾研究过"大肠杆菌和金黄色葡萄球菌如何从地面转移到食物上"。结果显示，从地板转移至食物的细菌数量与时间的长短有关，及时捡起来就没有大碍。

　　曼彻斯特城市大学的研究团队则检测了5种食品（包括涂了果酱的面包）落地3秒、5秒、10秒后的细菌附着量。结果表明，糖含量及钠含量高的食品受有害菌污染的可能性较小。

　　不过"掉在地上的食物能不能吃"还与"掉落的位置"有关，掉在某些位置的食物可能会带来一定的危险。进行上述实验的研究人员都认为，比起"落地时间"，食物"掉落的位置"更为关键。厨房周边（平时会处理生肉）和餐厅地板潜伏着大量有害细菌，需要格外小心，因此掉在地上后不能再捡起来吃。

孩子拿到什么东西都往嘴里塞，是不是很脏啊？

 稍微有点脏的环境反而能让孩子健康成长。

　　孩子总是抓到什么都往嘴里塞，掉在地上的玩具也要伸出舌头舔一舔。大人难免嫌脏，不让孩子靠近，或者把玩具擦拭干净。但孩子的这种行为也许是"构建免疫力"的本能所致。

　　因为组成肠道菌群的细菌是在出生后的 18 个月至 3 年内固定下来的，不过即便错过了这一时期，接触不同的细菌也有助于壮大肠道菌群。把各种东西放进嘴里，这里舔舔那里舔舔，就能摄入各种细菌，激活肠道菌群。另外孩子在出生后，周围的大人必然会抱孩子，各种细菌便会在此过程中转移到孩子身上，因此与大人的接触对孩子很有益处。等孩子稍微长大一点了，不妨让他们多接触稍微有点脏的环境，比如出门玩到浑身是泥，这样有助于提高免疫力。

孩子需要和各种各样的
细菌打交道！

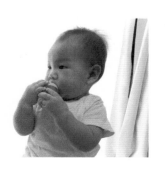

Q 有必要频繁洗手吗？

 A 过度清洁会导致皮肤干燥，引发皮炎。

很多人会在流感等传染病暴发时每天用杀菌皂等反复洗手。洗手固然重要，但清洗次数过多、力度过大或过度使用清洁产品只会适得其反。其实，一边洗手一边用流水冲洗 10 秒以上，就能有效清除手上的病毒。

但如果用药效较强的杀菌皂反复洗手，就会破坏原有的皮肤菌群。皮肤菌群能使皮肤保持弱酸性，隔绝病原菌。洗手过于频繁会破坏皮肤菌群形成的皮脂膜，并使位于皮脂膜下方的角质层产生缝隙，拆散组成皮肤的细胞，导致皮肤干燥皲裂，使病毒更容易入侵。过敏原入侵皮肤还会引起特应性皮炎等各种皮肤问题，因此洗手不能太过频繁。

皮肤干燥时，过敏原会透过角质层的缝隙侵入体内，引起特应性皮炎等皮肤问题。

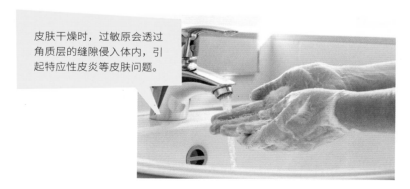

最好别用智能马桶盖？

经常使用智能马桶盖会使乳酸菌减少，
导致人体更容易被细菌感染。

在日本，越来越多的车站厕所等公共设施配备了带温水冲洗功能的智能马桶盖。很多人都有排便后冲一冲的习惯。痔疮患者更是离不开智能马桶盖，因为它能缓解疼痛。

每天用智能马桶盖冲洗一两次当然没有问题，但过度使用会破坏保护臀部的皮肤菌群，削弱皮肤的抵抗力。如果你已经养成了每天都用智能马桶盖的习惯，便后不冲一冲就觉得屁股疼痛，那就说明臀部的皮肤菌群很有可能已经被破坏了，以致于肛门周边出现了炎症，甚至红肿溃烂。

皮肤菌群一旦被冲走，肛门周围的皮肤就会变成中性。皮肤的角质层便会产生缝隙，一如状态不佳的面部皮肤，平时不危害人体的某些大便中的细菌也会借机侵入皮肤，引发炎症。有些人发现皮肤发炎了，便想洗得再干净一点，便会在洗澡时用力搓洗，结果炎症反而越来越严重。

很多女性朋友会使用智能马桶盖的清洗功能，用温水冲洗私处，以保持私处的清洁。但其实，这样会减少常栖阴道内的特殊乳酸菌。这种乳酸菌能摄入阴道内的糖原，制造乳酸，形成弱酸性的屏障，保障阴道内部的酸碱平衡。这种乳酸菌一旦减少，阴道内的杂菌便会迅速增殖。除了自身免疫力下降，过度清洁阴道也与宫颈癌的形成有关，因此使用智能马桶盖也要讲究一个度。

	智能马桶盖使用者 （调查对象：154名 19~40岁女性）	智能马桶盖未使用者 （调查对象：114名 19~40岁女性）
没有乳酸菌	42.86%	8.77%

出处：根据荻野满春、饭野孝一等人的调查（2009）制表

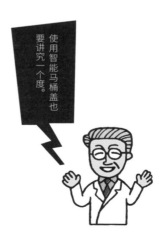

使用智能马桶盖也要讲究一个度。

Q 便秘会让肠道环境恶化吗？

A 排便通畅有助于改善肠道环境，免疫力也会随之提高。

排解压力！提高免疫力！

　　近年来，越来越多年轻的上班族患上了肠易激综合征，其症状是频繁腹泻或便秘。有不少人经常在坐车上班途中或快要演讲的时候突然腹泻。研究显示，这类腹泻和便秘与压力密切相关。当压力过大时，大脑会做出人处于"异常状态"的判断，过度分泌一种叫"血清素"的激素。血清素虽然是有助于提升幸福感的神经递质，但过量分泌会引起腹泻、便秘、身体剧烈的疼痛等问题。此外，便秘、腹泻等排便异常会导致肠道老化，增加癌变风险。

　　要想缓解便秘，不妨多吃富含低聚糖和膳食纤维的香蕉，以及富含可溶性膳食纤维、有助于增加肠道有益菌的纳豆和秋葵等黏性食物。这样不知不觉中就能改善肠道环境，免疫力也会随之提升。

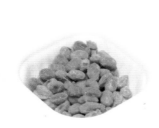
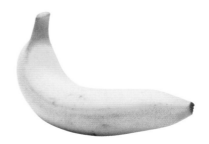

Q 吃饭时为什么要细嚼慢咽？

 A 细嚼慢咽有助于抗氧化。

家长都会叮嘱孩子"吃饭要细嚼慢咽"，不过反复咀嚼不仅仅是为了把食物嚼碎，帮助消化。反复咀嚼 30 次，每次 1 秒，能有效促进口腔分泌唾液。唾液中含有过氧化氢酶等抗氧化物质，能清除过氧化氢等活性氧。活性氧的减少有助于提升肠道细菌的活性，增强人体免疫力。

最理想的咀嚼次数是 30~50 次，但每吃一口都要数次数不免太过麻烦。你可以将"嘴中已无嚼感""食物已成糊状"作为 30~50 次的判断标准。

细嚼慢咽还能向大脑的饱腹中枢发出信号，让人产生"吃饱了"的感觉，抑制人的食欲，从而有助于减肥。而且，唾液中含有唾液腺激素，能够促进皮肤细胞分裂增殖、维持皮肤弹性。

另外，唾液中含有溶菌酶，有杀灭口腔病菌、预防细菌感染的作用。

除此以外，咀嚼还能增加大脑的血流量，促进神经活动，改善大脑功能，让人保持心神安定。

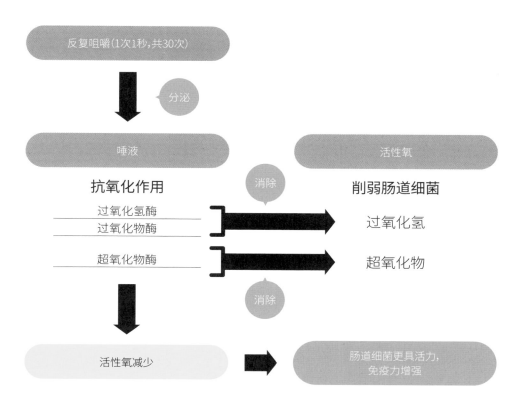

Q 什么时间吃饭对身体最好？

 A 每天在固定的时间内用餐，并留出一段空腹时间。

　　每天在固定的时间用餐有助于调节生物钟，激活肠胃功能。另外，每天留出一段空腹时间也会让我们更健康。空腹时，人的肚子会"咕咕"作响，这是胃肠在剧烈收缩，提醒我们"可以吃东西了"。听到这种信号以后再吃饭，肠胃就能更好地消化吸收食物，让身体摄入足够的营养。

　　最好留出 10 小时以上的空腹时间。如果晚上 8 点吃晚饭，在第二天早上 6 点之前就不要吃任何东西了。肠胃尤其容易在睡眠期间强烈收缩，清理"战场"。如果在一定时间内没有新的营养物质进入体内，构成细胞的成分就会被回收再利用，肠道等部位的细胞也更容易再生，从而防止肠道老化。

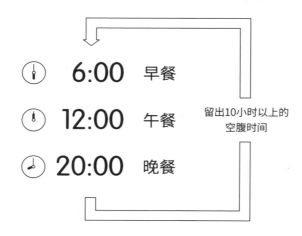

6:00　早餐

12:00　午餐

留出10小时以上的空腹时间

20:00　晚餐

Q 提升基础体温有助于
预防癌症吗？

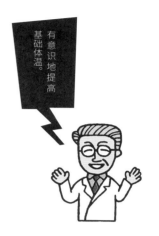

有意识地提高基础体温。

A 癌细胞怕热，要有意识地
提高基础体温。

免疫系统在体温较高时更为活跃。我们感冒的时候会发高烧，但这并不是感冒本身造成的，而是免疫细胞为了抵抗进入体内的病毒增强了活性。发烧正是身体在对抗病毒的信号。据说体温升高 1℃，免疫力会提升 30%。因此，感冒发烧时最好不要随便吃退烧药，安安静静地休养才是明智之举。

癌细胞和引起感冒的病毒一样，在人体体温升高时很难生长繁殖。而且当体温上升到 39℃以上时，癌细胞就会死亡。从体温的角度来看，基础体温高于 36.5℃的人拥有更不容易罹患癌症的体质。

当体温介于 35~36℃之间时，癌细胞的增殖速度最快。因此，平均基础体温低于 36℃的人更容易患癌。基础体温低会导致免疫力持续低下，因此手脚冰凉、怕冷的人要格外小心。

要想在日常生活中提升基础体温，最简单的方法就是泡澡。每天一次，将泡澡的水温控制在 38℃左右，可以多泡一会儿，由内而外逐渐提升体温。注意水温过高容易让人头晕眼花，效果反而不佳，请务必用温水慢慢把身子泡暖。

另外，在寒冷的季节外出时，不妨在腹部贴上暖宝宝保暖。

Q 56 什么运动有助于预防癌症？

A 适度的有氧运动可提升体温，提高免疫力。

　　适度运动可以促进血液循环，提高体温，从而提高免疫力。快走、慢跑等有氧运动的效果最好。每天运动 20~30 分钟即可，贵在坚持。

　　不过，"我必须运动！"这样的念头会造成压力，反而不利于健康。压力会使肠道内的有害菌加速繁殖，形成有利于癌细胞生长的环境。 因此请大家选择自己喜欢的运动，享受运动带来的乐趣即可。要是把自己逼得太紧，第二天不仅会感到疲劳，肌肉也会出现酸痛。过度运动会生成大量的活性氧，加速身体老化，更容易生病。

　　适度运动还有助于预防认知障碍。日本筑波大学的研究小组通过实验证明，10 分钟的慢跑或运动量与之相当的快走可以激活大脑的认知功能。

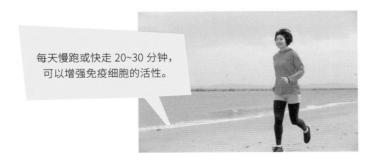

每天慢跑或快走 20~30 分钟，
可以增强免疫细胞的活性。

怎么吃才能有助于预防癌症？

 多吃本书介绍的食材，提高免疫力。

多吃本书介绍的食物和小菜，均衡饮食，有助于预防癌症。

不过一星期内难免会有几天要外出就餐或喝点小酒。遇到这种情况时，请大家充分利用在家吃的早餐和晚餐，多吃对健康有益的食物。早餐一定要好好吃。便利店的盒饭大多含有食品添加剂，最好购买餐馆自制的盒饭。

现如今，外卖解决了现代都市人最愁的吃饭问题，不管是没时间还是不会做，动动手指就能可以。不过，外卖虽然方便，但很多外卖都是高油、高盐、高碳水化合物，膳食纤维含量低。因此，大家在点外卖时，务必注意饮食均衡。

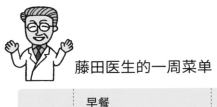

藤田医生的一周菜单

	早餐	午餐	晚餐
星期一	烤鱼、醋腌卷心菜、醋腌洋葱、纳豆、亚麻籽油拌青菜、什锦味噌汤、香蕉	卷心菜丝、纳豆拌秋葵和山药、味噌青花鱼、木耳炒蛋、猪肉酱汤	餐前卷心菜、海鲜番茄煲、羊栖菜醋腌卷心菜沙拉、意式生鲣鱼（配醋腌洋葱和蒜油）
星期二	煎蛋、醋腌卷心菜、纳豆、醋拌裙带菜（加番茄和洋葱）、什锦味噌汤、香蕉	便利店便当（不吃米饭）	餐前卷心菜、菌菇酱牛里脊、炒裙带菜＋卷心菜＋小沙丁鱼干、蔬菜沙拉（＋醋腌洋葱）
星期三	番茄卷心菜炒蛋、纳豆拌海藻根和山药＋黑麦、什锦味噌汤	什锦便当（不吃米饭）、蔬菜沙拉	自助餐（从低糖小菜吃起，少量多种）
星期四	蒜油姜味煎猪肉（加洋葱）、纳豆拌海藻根和山药＋黑麦、醋腌卷心菜、味噌汤（加冷冻菌菇和紫菜）、梅干酸奶（加蜂蜜）	卷心菜丝、纳豆拌秋葵和山药、姜汁炖沙丁鱼、炒时蔬、猪肉酱汤	餐前卷心菜、豆浆味噌煲、清炒根菜、意式生三文鱼和章鱼（配蒜油和醋腌洋葱）

	早餐	午餐	晚餐
星期五	黄油煎绣球菌和黑麦、烤鱼、醋腌卷心菜（加奇亚籽）、纳豆汤、亚麻籽油拌青菜、酸奶（加菌菇）	中餐馆的午市套餐（* 与他人一同外出就餐时不用刻意节食，点自己爱吃的吧。晚餐加以调整即可）	（居酒屋）毛豆、日式萝卜沙拉、腌菜、刺生拼盘、烤鸡肉串、内脏炖锅
星期六	醋腌洋葱、什锦味噌汤、纳豆拌秋葵（加山药、黑麦）、橘子	韩式蔬菜酱汤、醋腌洋葱、醋拌裙带菜、金枪鱼	（和家人一起去牛排馆）牛排、蔬菜沙拉、铁板时蔬、红味噌汤
星期天	蒜油炒蔬菜（加醋腌卷心菜）、醋腌大葱拌海藻根和生姜、纳豆汤、苹果	蔬菜沙拉、烤鱼、味噌汤	餐前卷心菜、水煮豆腐（以醋腌卷心菜调味）、醋炖酱油沙丁鱼（配醋腌洋葱）、牛油果番茄沙拉、味噌汤

小结
能够提高免疫力的生活习惯

- 提高睡眠质量有助于改善肠道环境，提高免疫力。

- 哈哈大笑可以激活 NK 细胞，提高免疫力。哪怕假笑也管用。只要露出笑容，大脑就会产生错觉，激活 NK 细胞。

- 想象愉快的画面也能提高免疫力，提高 NK 细胞的活性，从而预防癌症。

- 压力过大，免疫力会降低。卸下"好人"的面具，适度释放压力很重要。

- 滥用抗生素会扰乱肠道菌群，降低免疫力，一定要慎用。

- 抗菌、除菌类产品会杀灭保护人体的细菌，破坏皮肤菌群的平衡，也要慎用。

- 让孩子多接触稍微有点脏的环境，比如出门玩到浑身是泥，反而有助于提高孩子的免疫力。

- 洗手次数过多、清洗力度过大或过度使用清洁产品都容易导致皮肤干燥，甚至引发皮炎。一边洗手一边用流水冲洗 10 秒以上，就能有效清除手上的病菌。

- 经常使用智能马桶盖会使乳酸菌减少，导致人体免疫力下降，更容易被细菌感染。

- 便秘会让肠道环境恶化，从而降低免疫力。可以多吃富含低聚糖和膳食纤维的香蕉，以及富含可溶性膳食纤维、有助于增加肠道有益菌的纳豆和秋葵等黏性食物。

- 吃饭时细嚼慢咽能帮助消化，还能增强人体免疫力。保证每口咀嚼 30 次，每次 1 秒。

- 每天在固定的时间内用餐，并留出 10 小时以上的空腹时间，能有效防止肠道老化。

- 通过泡澡、适度运动等方法提升基础体温能够提高免疫力、预防癌症。

图书在版编目（CIP）数据

免疫力：90%的疾病都能靠免疫力预防 / (日) 藤田
纮一郎著；曹逸冰译. -- 南昌：江西科学技术出版社，
2021.7(2024.6重印)
ISBN 978-7-5390-7773-4

Ⅰ.①免… Ⅱ.①藤… ②曹… Ⅲ.①免疫学—普及
读物 Ⅳ.①R392-49

中国版本图书馆CIP数据核字(2021)第103020号

————————————————————————————————————

国际互联网（Internet）地址：http://www.jxkjcbs.com
选题序号：KX2021032
版权登记号：14-2021-0080
责任编辑 魏栋伟
项目创意/设计制作 快读慢活
特约编辑 周晓晗
纠错热线 010-84766347

BYOKI NO 9WARI WA MEN-EKI-RYOKU DE FUSEGERU: DAICHOU-GAN,
NYU-GAN, SHIKYU-GAN WO FUSEGU!
Copyright © Kouichiro Fujita 2019
All rights reserved.
Original Japanese edition published by Ei-Publishing Co., Ltd.
This Simplified Chinese edition published
by arrangement with Ei-Publishing Co., Ltd., Tokyo
in care of FORTUNA Co., Ltd., Tokyo

免疫力：90%的疾病都能靠免疫力预防

(日)藤田纮一郎 著　曹逸冰 译

出版发行	江西科学技术出版社	
社　　址	南昌市蓼洲街2号附1号　邮编 330009	
	电话:(0791) 86623491　86639342(传真)	
印　　刷	天津联城印刷有限公司	
经　　销	各地新华书店	
开　　本	710mm×1000mm　1/16	
印　　张	9	
字　　数	100千字	
印　　数	35001-45000册	
版　　次	2021年7月第1版　2024年6月第6次印刷	
书　　号	ISBN 978-7-5390-7773-4	
定　　价	58.00元	

赣版权登字 -03-2021-155　版权所有 侵权必究
(赣科版图书凡属印装错误，可向承印厂调换)

快读·慢活®

《减糖生活》

正确减糖，变瘦！变健康！变年轻！

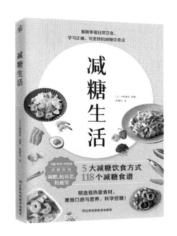

　　大多数人提起减糖，要么就是不吃主食，要么就是只看到"减"字，结果虽然控制了糖类的摄入，但是把本该增加的肉类、鱼类、蛋类等蛋白质也减少了。

　　本书由日本限糖医疗推进协会合作医师水野雅登主编，介绍了肉类、海鲜类、蔬菜类、蛋类、乳制品等九大类食材在减糖饮食期间的挑选要点，以及上百种食品的糖含量及蛋白质含量一览表。书中还总结了5大饮食方式，118个减糖食谱，帮你重新审视日常饮食，学习正确、可坚持的减糖饮食法，帮助你全面、科学、可坚持地减糖，让你变瘦、变健康、变年轻！

　　减糖原本的目的并不是为了减肥，而是一种保持健康的饮食方式。愿本书能够陪伴大家正确认识减糖，轻松实践可坚持的减糖生活，通过减糖获得健康的体魄，还能在美容、精神方面收获意外的效果。

快读·慢活®

《长寿汤》

1道汤改善肠道环境，增强免疫力，打造不易生病的健康体质！

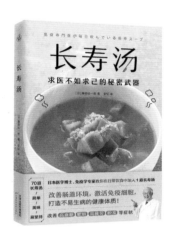

　　人体70%的免疫细胞都在肠道中。只要保证肠道的健康，就能提升免疫力，帮助我们远离疾病。

　　日本医学博士、免疫学专家藤田纮一郎揭秘"求医不如求己"的秘密武器——长寿汤，教你在日常饮食中加入1道长寿汤，改善肠道环境，激活免疫细胞，打造不易生病的健康体质！

　　作者本人和日本料理研究家强强联合，精选了上百种有益肠道健康的食材，设计了70道简单、美味、易坚持的长寿汤，帮你改善高血糖、肥胖、易疲劳、脱发等症状。

　　蔬菜长寿汤、发酵食品长寿汤和肉骨、鱼骨长寿汤等三大类汤品，种类多样、营养丰富、老少咸宜，每一道汤都能有效改善肠道环境，帮助大家提高免疫力，健康地过一生。而且食谱步骤详尽、做法简单，厨房小白也能轻松上手，更有忙碌时的1人份快手热汤和冷汤，不用开火，只需1分钟即可享用。

快读·慢活®

从出生到少女，到女人，再到成为妈妈，养育下一代，女性在每一个重要时期都需要知识、勇气与独立思考的能力。

"快读·慢活®"致力于陪伴女性终身成长，帮助新一代中国女性成长为更好的自己。从生活到职场，从美容护肤、运动健康到育儿、家庭教育、婚姻等各个维度，为中国女性提供全方位的知识支持，让生活更有趣，让育儿更轻松，让家庭生活更美好。